MAVROGÉNY PACHA

CONFÉRENCES

SUR

LA FIÈVRE JAUNE

ET SUR

LA PESTE ORIENTALE

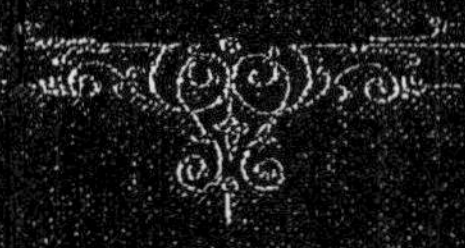

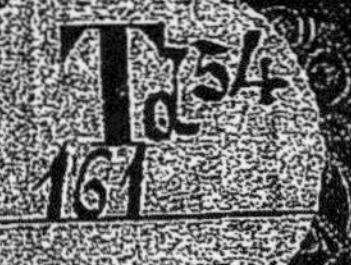

CONFÉRENCES

SUR

LA FIÈVRE JAUNE

TENUE A

L'HOPITAL OTTOMAN IMPERIAL MILITAIRE DE KOULELI

ET SUR

LA PESTE ORIENTALE

TENUE

A CELUI DE L'ARTILLERIE DE TOP-HANE.

PAR

Le Docteur S. S. MAVROGÉNY PACHA

EN 1887.

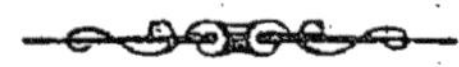

1888.
CONSTANTINOPLE.

PESTE

PREMIÈRE CONFÉRENCE

TENUE A L'HOPITAL DE KOULÉLI.

Par la dénomination — Peste (pestis, pestilentia, λοιμός), était désignée, dans l'antiquité, chaque maladie épidémique, dans laquelle, la mortalité est très grande. Peu à peu, cependant, cette dénomination fût limitée à une maladie, déterminée surtout, qui se distingue de toutes les autres, par son irruption épidémique et une très grande mortalité. On comprend maintenant par peste, exclusivement, la peste bubonique.

Déjà, avant le commencement de notre ère, la peste à bubons était observée en Egypte et en Syrie, comme notamment, ceci est rélevé des assertions de Rufus d'Éphèse, citées par Orybasius. La première propagation étendue de la peste bubonique, en Europe, tombe au milieu du VIme siècle, et elle est connue sous le nom de peste de Justinien. Depuis cette époque-là, des épidémies de peste ont fréquemment éclaté sur le sol européen, et pendant le moyen âge et pendant les 1ers siècles du temps moderne, la peste à bubons était la plus mauvaise de toutes les maladies populaires, qui aient régné en Europe. Depuis le milieu, environ, du XVIIme siècle, les épidémies de peste commencèrent à devenir plus rares, et le continent européen oriental fut épargné depuis l'épidémie grave, qui avait sévi en Europe, en 1720 et 1721. A notre siècle, des épidémies de peste atteignirent, de nouveau, surtout, vers le Sud de l'Europe, et notamment, ce furent les districts du bas Danube et sur le littoral de la Mer Noire, ainsi que la péninsule des Balkans, qui furent visités par le fléau. A notre siècle, il n'y eut des épidémies que dans les pays européens, situés plus à l'est, sur trois endroits différents, c'est-à-dire, à Malte (1813), à Nojà, en l'Italie inférieure et à Malovka (1820). Depuis 1841, l'Europe, grâce aux quarantaines établies, par Sultan Mahmoud II, de glorieuse mémoire dans ses États, malgré l'opposition obstinée de la population et du clergé musulman fanatique, fut délivrée de la peste ; depuis 1843, la peste n'a plus apparu dans la Turquie d'Asie, et depuis 1844, l'Égypte en fut délivrée aussi.

Il a pu paraître, pendant longtemps, que la peste fût effacée complètement du sol de l'Europe ; mais, dans les dernières époques décennales, des épidémies d'une étendue, rélativement, limitée, ont surgi dans quelques régions de l'Afrique et de l'Asie, dans lesquelles, il ne peut nullement être mis en doute, qu'il ne s'y soit agi de la peste bubonique. En 1858 et en 1859, une épidémie de peste éclata parmi les Arabes, à Rengasi, sur l'Afrique du Nord; en 1867, en Mésopotamie, et en 1871, au Kurdistan persan; puis, derechef, en 1873, en Mésopotamie, et, en 1874, à Rengasi.

Mais, nonobstant que la maladie n'est pas encore tout à fait mortifiée l'intérêt historique et théorique nous oblige déjà à nous en occuper ici. Nous avons essayé, aidé surtout par les lumières, les profondes connaissances et l'expérience du professeur Liebermeister, de résumer le plus possible, devant vous, Messieurs les Docteurs, tout ce qui mérite d'être su. C'est surtout, dans les travaux de Hecker, de Hæser, de Hirsch, de Griesinger, que Liebermeister a puisé. Mais ce dernier n'a pas manqué de profiter, d'une manière étendue, des rapports des auteurs, qui ont pu être témoins oculaires des événements producteurs; car, ce n'est que dans cette voie, que l'on puisse acquérir une réprésentation d'une certaine lucidité, des rapports et des effets de cette épidémie.

ETIOLOGIE.

Il est généralement reconnu, à notre époque que, jamais, la peste n'a été produite,

autochthone, en Europe, mais qu'au contraire, elle a été propagée par entraînement.
Mais, pour l'Egypte et la Syrie aussi, ces
pays-là, qui auparavant passaient généralement comme la patrie de l'épidémie, maintenant une origine autochthone ne peut
plus y être admise, par ce que déjà, depuis
30 années et plus, ces pays en sont complètement exempts.

Aussi, les épidémies, connues dans ce dernier couple de 10 années, en Afrique et en
Asie, ne peuvent pas être admises, comme
d'une provenance autochthone ; les épidémies concernant des régions, dans lesquelles, des épidémies de peste étaient déjà
arrivées auparavant ; et il ne serait certainement pas fortuit, qu'aussi des irruptions
en fussent répetées dans la même région ;
c'est ainsi qu'elles éclatèrent de semblables,
en 1867 et en 1868, en Mésopotamie, eten
1859 et en 1874 à Benghasi ; nos connaissances ne vont pas si loin, jusqu'à savoir
que, dans ces derniers temps, d'autres épidémies, moins importantes aient attaqué
ces populations ; cependant il est rémarquable que, précisément, il y a des rapports,
qui déclarent que ces régions de la Mésopotamie même, furent visitées, en 1867, par
une épidémie de peste, après laquelle, une
èvre maligne accompagnée de bubons, quoi
\e dans une étendue limitée, fut observée
qu 1856,— 58, – 59,—60,—61,—64 et — 65.

Par conséquent, aussi loin qu'avance l'investigation, l'admission d'une production autochthone de la peste, ne trouve pas de base, mais si l'on y tient, l'on doit réléguer cette opinion dans la nuit des temps et dans des régions inconnues. La véritable histoire n'en connaît qu'une propagation continue de la maladie, et une extension par l'entraînement.

D'après l'opinion communement admise, la peste peut être transmise d'individu à individu, et elle présente, pour ainsi dire, le prototype d'une maladie contagieuse. Mais la doctrine de la contagiosité de la peste n'est restée non plus exempte d'attaques, et l'observation a été souvent établie, que la maladie n'est point communiquée par des malades, mais qu'elle se produit uniquement par la corruption de l'air et d'autres influences tellurriques et cosmiques. Souvent de telles opinions n'ont été fondées que par une dialectique astucieuse, qui n'aurait besoin, pour être refutée, que de la citation des faits. Mais les doutes sur la contagiosité de la maladie ont été souvent soutenues par des médecins, qui ont assisté même à des épidémies de peste graves, et qui en ont observé beaucoup de malades. C'est ainsi que les médecins, qui furent envoyés, pendant l'épidémie de Marseille de 1720, dans la ville de Montpellier, ont établi que c'est une présomption populaire que la plupart des malades aient été contaminés par des pestiférés, et plus tard, beaucoup d'autres médecins, qui avaient connu la peste, par leur propre observation, ont soutenu la même opinion.

En général, nous pouvons, lorsque, dans une maladie, on dispute, en se basant sur les faits, si elle est contagieuse, ou non, supposer avec un certain droit, que cette maladie se rapporte bien à la catégorie des maladies contagioso-miasmatiques, dans le sens, défini dans l'introduction. Nous vous rappelons, que la même dispute a persisté, et elle persiste encore maintenant, en partie, sur la contagiosité de la fièvre typhoïde, du choléra, de la dysentérie, qui appartiennent, toutes, sans aucun doute, aux maladies contagioso-miasmatiques, tandis que la contagiosité du typhus exanthématique, de le variole, et d'autres maladies, pûrement contagieuses, n'a jamais été mise en doute par un observateur sensé. Excepté cela, nous trouvons aussi, sous maints rapports, qui citent des faits, qui militent en faveur de l'admission, que la transmission de la peste ne se fait pas ordinairement, d'une manière directe, d'une personne à une autre, mais, le plus souvent, par un détour. Et notamment, ces faits sont, ordinairement, d'autant plus clairs, que les observateurs sont plus libres de préjugés, et qu'ils avaient moins d'expérience sur d'autres maladies, qu'ils auraient pu transporter sur la peste. S'il n'y avait pas de variole et d'autres maladies exanthématiques et s'il n'y avait pas de galle, les faits observés dans la peste, n'auraient peut être jamais porté un observateur à l'admission que la transmission de la maladie puisse arriver, par le contact direct.

Les rapports sur la première grande épidémie de la peste, qui s'est répandue sur toute la terre presque,—la soi-disante peste de Justinien—sont déjà, sous ce rapport, rémarquables. Des communications des observateurs (*), qui n'étaient pas, eux mêmes, des médecins, et dont, pour les théories sur les causes et le mode de propagation de la maladie, étaient, proportionnellement, loin de la vérité, il ressort clairement, qu'une transmission directe de la maladie d'un individu à un autre, n'y était pas au moins la règle. C'est ainsi que Procopius y raconte que « par le contact des malades, ni le médecin ni le profane, ainsi que les personnes, qui les servaient ou qui les soignaient, ne s'attiraient pas la maladie, tandis que bien d'autres, sans la moindre cause, étaient mortellement atteints ». Et Evagrius relève le fait, que beaucoup de personnes, qui vivaient avec les malades, et qui s'étaient mises en contact intime avec beaucoup de malades et de décédés, n'en ont pas été atteintes; aussi, il rapporte déjà que la maladie pouvait bien être entraînée par des individus, qui prove=

(*) Editées chez Haeser, Tom. II. Annex. p. 42 et s.

naient des pays pestiférés, et qui, pourtant, en restaient eux mêmes exempts. Enfin, il y a encore des données, dans les rapports, qui peuvent en indiquer la formation de foyers d'infection, et d'épidémies de maisons.

Haeser se prononce sur ces rapports, de la manière suivante : « Procopius et Eva-« grius rapportent, que le contact immédiat « des personnes, atteintes de la maladie, n'a « pas, pour conséquence, la maladie, que des « médecins et des garde-malades, malgré « toute les peines, qu'ils se donnaient auprès « des malades, n'en étaient plus affectés que « les autres, voire même, ils l'étaient bien « moins, tandis que beaucoup d'autres, qui « s'en séparaient, succombaient à la mala-« die. De tels témoignages sont importants, « parce qu'ils proviennent d'un temps, lors-« que la question de la contagiosité ne pou-« vait encore être inspirée par une opinion « préconçue ; ils sont importants, à cause « du manque comp'et de toute prévention « des observateurs, qui n'avaient aucun mo-« tif de faire une concession à une théorie « quelconque des médecins et de l'autorité. « Procopius et Evagrius sont des anticon-« tagionistes, sans le vouloir, et sans le « savoir. »

De même, dans des rapports épidémiolo-giques, faits plus tard, l'on trouve souvent des données appuyées par des faits, qui peuvent à peine être autrement expliquées que par l'admission que la peste se propage exclusivement, ou du moins, surtout par la voie indirecte. Notamment, les observateurs expriment souvent leur étonnement, que les médecins et les prêtres, qui sont en rapports intimes avec les pestiférés et les morts restaient ménagés ; les uns y voyaient la preuve d'une protection divine particulière, dans une telle œuvre de charité ; les autres en tiraient la conclusion, que c'est surtout la peur, qui produit la maladie, et que celui, qui n'a pas peur, n'en est pas non plus frappé. Les Ottomans paraissent n'être arrivés peu-à-peu à l'admission de la contagionité de la peste, qu'après avoir été instruits par les doctrines médicales européennes.

Les témoignages positifs tomberont sans doute très lourds, dans la balance. Ils démontrent aussi en effet, d'une manière irréfutable, que la peste se répand par une propagation directe. Mais que la propagation peut arriver par transmission de personne à personne, ceci est, d'autant moins prouvé, que les assertions en sont faites évidemment, en grande partie déjà sous le domaine de la théorie. Les auteurs étaient déjà d'avance si fermement convaincus de la contagionité de la peste, que l'on n'a pas seulement déclaré le séjour près du malade, comme infectant, mais son regard aussi. Certainement, pour que la nature purement contagieuse de la maladie puisse être prou-

vée, l'on devrait faire des inoculations réus-
sies, qui, seules pourraient être concluantes,
si toutefois toutes les circonstances n'étaient
pas équivoques. Mais, aujourd'hui l'on ne
considérerait plus sans contredit, comme
preuve de la contagiosité de la maladie, si,
par l'inoculation ou le transport fortuit de
la sanie des bubons ou des charbons provo-
quait des phénomènes locaux graves. Et il
est aussi peu prouvable, lorsqu'un homme a
gagné la peste réelle, sous des rapports,
sous lesquels il en aurait été affecté, sans
inoculation, notamment, lorsqu'en même
temps, le plus grand nombre des essais reste
sans effet. (*)

L'observation, que l'infection est très souvent motivée par les effets, a conduit à distinguer les différents objets, en ces objets,
qui sont susceptibles d'infectionner, et en
ceux, qui ne le sont pas. La laine, le coton,
la soie, les crins, le chanvre et tout ce qui
est en tissu, ensuite le cuir, les plumes, les
éponges, le papier, les livres, les chiffons,
les cheveux ou les plumes et plumeaux etc.
En revanche, toutes les sortes de céréales
(à moins qu'elles ne fussent contaminées par
des substances infectées), le pain, ensuite
les métaux et l'or, lorsqu'ils ne sont pas

(*) Comparez F. A. Bulard, Ueber die orientalische
Pest. Traduit par von H. Müller, Leipsig 1840. p. 117 et
1.—Bullar), dont l'idée de ces essais, a été ressortie
p. 241), déclaré même le résultat, pour tout à fait, sans
aleur.

sales et souillés etc. ont été déclarés, comme
non susceptibles d'infection. Dans ces derniers temps, l'admission de l'événement d'un
entraînement par des marchandises, quoique, les faits cités, dans les anciens rapports n'y en aient laissé aucun doute, ont
trouvé beaucoup de contradictions, et il
n'en fut accepté, généralement comme en
état de communiquer la maladie autant que
les effets, employés par les malades, comme
sont les literies, le linge et des objets semblables.

IIme CONFÉRENCE.

INCUBATION.

Messieurs,

Le temps de l'incubation est donné par
les observateurs pour 2 jusqu'à 7 jours environ ; ce n'est que, dans des cas rares, qu'il
se prolonge au delà d'un septenaire. En
revanche, il paraît que la durée de vie du
poison de la peste, en dehors du corps humain, soit beaucoup plus longue, dans certaines circonstances, comme cela arrive
quelquefois, que des cas isolés du choléra
arrivent bien longtemps, après la cessation
d'une épidémie « peste sporadique » et quelquefois, l'irruption répetée de l'épidémie
arrive sans un nouvel entraînement.

Tandis que la cause principale d'une épidémie de peste dépend de l'entraînement du poison spécifique, il y a un certain nombre d'autres circonstances, qui peuvent être désignées, comme « des causes adjuvantes, » parce qu'elles sont décisives pour la disposition locale et temporelle de la maladie. La propagation du poison et la production d'une épidémie sont favorisées par des calamités sociales de toute sorte, et notamment par une ventilation vicieuse, à travers des rues et des maisons, mal conditionnées, par l'agglomération de beaucoup de personnes, resserrées dans des espaces étroits, par le manque de la propreté. De même, l'entassement de cadavres privés de sépulture, ou mal inhumés, a été déjà, depuis longtemps, désigné, comme la cause déterminante de la peste, et cette opinion a procuré l'occasion à la théorie, défendue par Pariset et, une théorie du reste facile à réfuter, dans ses exagérations, d'après laquelle, l'introduction du christianisme en Egypte, et la pratique exercée par celui-ci, de l'enterrement simple, sans l'embaumement préalable, laquelle doit avoir provoqué l'éclosion de la peste. Mais surtout, il a été admis, et ceci peut-être, point non sans raison, que les cadavres des individus, qui avaient succombé à la peste, peuvent communiquer la peste, et ceci aussi très longtemps après la mort, de manière que l'ou-

verture des tombes peut déterminer la re-
crudescence de l'épidémie. De tels cimetières
doivent conséquemment être entourés de
mûrs d'enceintes, et pourvus d'inscriptions,
déclarant leur destination, et qui en défen-
dent l'ouverture des tombes, par la punition
capitale.

Une influence des saisons et du climat n'y
existe que d'une manière limitée. Cependant,
il semble que, principalement, une chaleur
modérée avec de l'humidité, favorise la propagation de la maladie. Dans la Turquie
d'Europe, la plupart des épidémies ont éclaté
au printemps et au commencement de l'été.
En revanche, il paraît que l'extension n'en
soit pas, il est vrai, entravée par un froid
rigoureux, mais qu'elle en soit pourtant essentiellement atteinte, ainsi que par une
trop grande sécheresse. Au Caire, les épidémies cessaient ordinairement par la forte
chaleur de l'été; en Nubie, et en général,
dans les régions tropicales, la peste n'a jamais été observée. L'humidité et surtout une
forte humectation du sol en favorisent l'extension; quelques régions élevées, et notamment les régions sèches, en ont joui de l'immunité; on prétend qu'à Alem-Dagh, village
situé au-delà de Scutari, dans une forêt, et
sur une hauteur élevée, la peste n'a jamais
éclaté, pendant qu'elle sévissait souvent à
Constantinople, à proximité, malgré les communications incessantes avec la capitale,

compromise, surtout par les fugitifs, qui y cherchaient un asile.

Souvent on a voulu mettre en relation avec la manifestation d'une épidémie de peste des événements extraordinaires de la nature. Anciennement, des constellations insolites des planètes et même des comètes, dans ces derniers temps, des tremblements de terre, des chûtes de montagnes, et de semblables événements ; des recherches étendues sur la coïncidence temporelle de tels événements avec les épidémies de la peste, ont été faites, avec beaucoup de soins. Nous ne pouvons plus naturellement, y attacher maintenant une grande importance, excepté, si nous admettions qu'un tremblement de terre étendu contribue à l'augmentation de la misère sociale. Des expéditions militaires avec leurs conséquences, ensuite, des inondations, la disette et la famine etc peuvent, en revanche, suivant les circonstances, en activer la propagation.

La prédisposition individuelle à l'affection paraît être activée par toutes les influences affaiblissantes, telles que des efforts corporels et intellectuels, des maladies antécédentes, etc. Comme causes occasionnelles, les erreurs diététiques, des émotions morales et peut-être, dans un degré supérieur, la peur de la maladie, peuvent y être comptées. L'immunité relative est acquise par l'atteinte par cette maladie; une se-

conde attaque, si elle arrive, est habituelle-
ment moins violente. Les porteurs d'eau et
les serviteurs des bains mais encore plus,
les porteurs d'huile, les marchands d'huile
et de graisse doivent en être très rarement
atteints. Le sexe et le genre de vie ne semblent pas exercer une grande influence sur
la prédisposition, abstraction faite qu'au
delà de la cinquantaine, la maladie paraît
arriver plus rarement.

SYMPTOMATOLOGIE.

Dans les cas de la maladie bien développés, la peste est une maladie pyrétique très
grave, à marche extrêmement aigue, qui fait
des localisations, sous forme de bubons et
souvent de charbons.

L'on peut en distinguer 4 stades : 1o. le
stade de l'invasion ; 2o. celui de la fièvre
intense ; 3o. celui des localisations dévelop-
pées et 4o. dans le cas, à marche favorable
le stade de la convalescence.

1o. Le stade de l'invasion arrive ordinairement d'emblée, d'après les descriptions
des auteurs, la fièvre, au commencement
n'existe pas, ou du moins, elle n'est pas très
intense, de manière que les phénomènes de
ce stade doivent être compris probablement
comme un effet direct de l'infection qui sont
à peu près, analogues aux phénomènes du
stade des prodromes de la fièvre typhoïde,

seulement d'une intensité plus grande. En même temps, il y a des maux de tête, de l'obnubilation, du vertige : la face est pâle, ammollie ; les traits en sont decomposées, les yeux ternes, la langue embarrassée, la marche titubante, de sorte que la plupart des auteurs comparent l'état du malade à celui d'un soul. Souvent, des nausées et des vomissents surviennent, quelquefois aussi de la diarrhée. Ce stade n'en est souvent qu'insigniﬁant, et il ne dure que peu d'heures, et, dans certains cas, — un ou plusieurs jours. La transition au *second stade* est exprimée par l'apparition des phénomènes de la ﬁèvre ; qui, souvent, sont introduits par un frisson passager et par de froid établi.

2o Au *second stade*, à côté de l'extrême lassitude, les phénomènes d'une ﬁèvre ardente, sont prédominants La peau est chaude et sèche ; le patient se plaint d'une chaleur interne, d'une soif inextinguible ; les yeux sont injectés, la langue humide, large, blanche, avec un enduit nacré, et crétiforme ; souvent, le vomissement persiste. Le pouls est très fréquent, jusqu'à 120 pulsations, par minute ; la respiration est accélérée. Il se développe bientôt un état typheux devẽloppé, accompagné, quelquefois, d'un délire sauvage, très vif, plus souvent, d'un délire tranquille, qui, enﬁn passe au sopor et au coma La langue devient sèche, fendillée, dure : la langue, les dents, les lèvres et les narines se

couvrent d'un mucus noirâtre ou de croûtes
fuligineuses. Alors, viennent les phénomènes de la faiblesse du cœur et de la paralysie cardiaque : le pouls devient faible, petit, souvent irrégulier, souvent à peine per-
ceptible ; le froid s'empare des parties péri-
phériques, tandis que l'intérieur est brû-
lant ; quelquefois, il y a aussi la cyanose
des lèvres. Après une durée de 2—3 jours de
la fièvre, les bubons commencent à se faire
jour, souvent après que des douleurs eussent
été ressenties aux parties correspondantes
ou l'on éprouve de la sensibilité à la pression.

3o Au *stade du développement* complet des
localisations, la fièvre diminue, ordinairement, quelquefois, avec l'éruption d'une
sueur odorante, glutineuse ; le pouls devient plein ; il baisse à 90-100 pulsations ;
les fonctions psychiques s'améliorent. L'engorgement des vaisseaux lymphatiques, qui
forment les localisations caractéristiques,
se développent le plus à la région inguinale,
souvent aussi, sous les aisselles, ou au cou,
mais, ordinairement, à une de ces régions.
A la région inguinale, elles se trouvent plus
bas, sur la cuisse que les bubons syphiliti-
ques ordinaires. Quelquefois, ils sont si petits, qu'ils ne peuvent être découverts que
par une investigation minutieuse ; dans
d'autres cas, ils atteignent la grosseur d'un
œuf de poule et plus. Souvent, ils suppurent,

et ceci est considéré comme le cas le plus
favorable ; le pus est souvent de nature
sanieuse, et il arrive la destruction des parties molles des alentours. Dans d'autres cas,
les tuméfactions se résolvent. Les charbons
sont moins constants que les bubons ; le
plus souvent, c'est aux extrémités, qu'ils ap-
paraissent, au siège, ou à la nuque. Dans
les cas les plus favorables, la gangrène se
limite, quelques jours après, et l'escarre est
éliminée par la suppuration. Dans les cas
graves, des pétéchies, des vibices, ou des
ecchymoses étendues émergent quelquefois
peu de temps avant la mort.

4o La *convalescence* commence, à peu
près, au 6me jusqu'au 10me jour de la maladie ; elle est souvent traînée en longueur
par la suppuration persistante des bubons.
Comme des maladies consécutives, l'on doit
nommer la parotite, les furoncles, des abcès cutanés et musculaires, la pneumonie,
la fièvre prolongée, avec un état typheux
persistant ; de plus, l'hydropisie, des para-
lysies partielles, des troubles intellectuels,
etc. De même, des récidives peuvent en survenir

Excepté les cas graves, bien développés,
il en arrive aussi de moins graves, qui en
montrent bien tous les phénomènes essen·
tiels, mais dans un degré de moindre intensité, et notamment, vers la fin d'une épidémie, les cas présentent ordinairement un

caractère moins malin. Il y en a même des cas, que l'on pourrait considérer, comme avortés, dans lesquels, avec l'apparition des localisations, la fièvre diminue en intensité rapidement, avec des sueurs abondantes, et où, tous les phénomènes morbides deviennent rétrogrades; et il paraît même qu'il en arrive des cas, tout-à-fait, légers, avec très peu de fièvre, et sans aucune localisation démontrable, et qui ne consistent qu'en un trouble prolongé de l'état de santé générale. Enfin on décrit des cas, dans lesquels, des bubons et même des charbons éclatent, tandis que, en même temps, l'affection générale et la fièvre ne sont que peu considérables, ou elles manquent tout-à-fait, ou, elles ne viennent que plus tard. Excepté cela, on en décrit encore beaucoup de déviations de la marche ordinaire ; pourtant, l'on doit faire observer qu'en temps de peste, les observateurs étaient souvent enclins a englober toute espèce d'autre maladie éventuelle dans la catégorie de la peste ; par conséquent, il semble que ce soit cet incident en partie, qui ait fait signaler la peste comme une maladie extrèmement multicolore.

ISSUES.

La mort peut survenir, à chaque stade de la maladie. Il y a des cas cités, où, la maladie avait déjà conduit à la mort, au stade de l'invasion, avant que des phénomènes de fièvre, remarquables aient été observés, et d'autres, où, la mort est arrivée, avant le développement des localisations. Les cas, à marche manifestement rapide, sont désignés, comme des cas *sidérants*. Le plus fréquemment, c'est au 3me jusqu'au 5me jour de la maladie, que la mort surprend. Lorsque le 7me jour en est surpassé, le danger de la maladie est ordinairement passé, et ce n'est qu'alors que les maladies consécutives soient à craindre.

La *mortalité* est, dans la peste, plus grande que dans toute autre maladie épidémique. Abstraction faite de quelques épidémies rares, rélativement, bénignes, il en meurt plus de la moitié de ceux, qui en sont atteints. Au commencement d'une épidémie, ordinairement, presque tous les malades en meurent, et les rapporteurs désignent déjà souvent, comme un pas essentiel vers l'amélioration, lorsque quelques uns des attaqués, du moins, s'en tirent d'affaire ; ces mêmes individus, sauvés peuvent être employés, rélativement sans danger, comme garde-malades. Souvent, la mortalité complète, pendant longtemps, les 70 — 90 o/o, rarement, moins que 60 pour cent.

En même temps, la morbidité est, sous l'empire de rapports hygiéniques, défavorables, et dans l'éxécution défectueuse des mesures quarantenaires, elle est très grande.

C'est ainsi qu'il peut arriver que, de toute la population d'une contrée, plus de la moitié en meurt, et c'est ce qui n'arrive jamais, dans aucune autre maladie.

La ville de Toulon (1) avait par exemple, au mois d'août en 1720, d'après un récensement, fait très exactement, une population de 26,276 âmes. La peste infecta la ville en 1721, et le nombre des décédés, tant qu'il en a été désigné, dans les listes de la mortalité en était de 13,283, par conséquent, plus de la moitié de l'ensemble de la population. Mais, en réalité, il en est mort, plus. Après la cessation de l'épidémie, un nouveau récensement a été institué, dont il a résulté qu'il n'y avait que 10,493 d'habitants. Le rapporteur, qui était le premier maire de la ville, et le seul de toutes les employés municipaux, qui ait survécu, ne dit pas que, peut-être, ce fût l'émigration, qui ait contribué à la diminution de la population, mais il compte, qu'inclusivement, les étrangers, il en est mort plus de 16,000. Parmi les étrangers survivants, il n'y eut pas plus de 6,000, qui ont été ménagés par l'épidémie, En consequence, dans une population de 26,000 âmes, 20,000 environ ont été attaqués par la maladie, dont 16,000 sont morts. Pour toute la province, dans laquelle, 60

____

(1) D'Antrechau, Merkwürdige Nachrichten von der Pest in Toulon; übersetzt von Knigge. Nebst einer Vorrede von J. A. H. Reimanus, Hambonrg 1791.

petits ou grands districts, désignés de leurs
noms, ont été hantés par l'épidémie, le
nombre des décédés a été estimé à 200,000 ;
cependant, des autres parties de la province,
il n'y a eu des dénombrements exacts. Du
reste, il semble que, dans les plus mauvaises
époques de la peste, ça a été une rareté,
que, dans un endroit, un peu grand, plus de
la moitié de la population ne soit morte de
la peste, tandis que l'anéantissement complet de quelques maisons et de quelques
groupes de maisons, arrive assez fréquemment.

ALTÉRATIONS ANATOMIQUES.

Les altérations anatomiques grossières,
qui sont trouvées dans les cadavres des pestiférés morts, sont relativement, peu nombreuses. Comme altérations constantes,
nous devons désigner l'engorgement des
glandes lymphatiques, qui sont rencontrées
dans de tels cas aussi, dans lesquels, il n'y
en avait pas été constaté pendant la vie.
Souvent aussi de tels engorgements sont
trouvés dans l'intérieur ; c'est ainsi que l'on
peut découvrir, à côté des bubons, dans la
région inguinale, dans le bassin, prolongées
jusque vers le haut, vers le diaphragme ;
lorsqu'il y a des boubons aux régions cervi-
cale et axillaise, on en trouve aussi, dans
les glandes du médiastin et des bronches.

Ordinairement, il y a dans une de ces régions, un engorgement considérable des glandes, Le tissu connectif aux alentours des glandes, contient des extravasats. Dans les grosses tumeurs, le parenchyme des glandes est, d'après l'assertion de Griesinger, uniformément rouge, d'un rouge de lie de vin, violet, tantôt blanchâtre ou marbre, et d'une consistance encéphaloïde, ou plus ferme, plutôt, lardacée; quelquefois, le tissu en est, tout-à-fait, pultacé; rarement, y rencontre-t-on de petits foyers purulents. Les glandes du mésentère tout ordinairement un peu grossies, injectées, ou énhymotiques. — La rate est presque, dans tous les cas, augmentée de volume, molle, d'une couleur foncée, — Souvent, il y a des écchymoses sur les muqueses, et les membranes séreuses; dans le parenchyme des organes, et le tissu connectif. — Enfin, quelques rapports d'autopsie, y font supposer l'existence de dégéneence parenchymateuse des organes.

TRAITEMENT.

Messieurs,

La thérapie de la peste se résume en la prophylaxie. Et l'histoire de la peste est, pour cela, tellement instructive, parce qu'elle montre comment, les mesures convenables et énergiquement mises en usage font arrêter la plus pernicieuse de toutes les maladies populaires, laquelle n'arrive plus, dans les pays tant soit peu civilisés.

Ce résultat extraordinaire n'a été obtenu que par des mesures de séquestration et de quarantaîne, rigoureusement mises en usage. « La suppression de la peste en Europe, dit Hirsch, ce connaisseur expérimenté de l'histoire des maladiés populaires « a été pro-« gressive, et elle a tenu le pas, en partie, « avec le développement et le perfectionne-« ment des quarantaines envers l'Orient, et « de chaque pays, l'un envers l'autre, je ne « peux en effet comprendre, comment, dans « une critique, non préconçue des faits, tout « en prenant en considération les rapports « de la maladie. dans les districts de pro-« pagation de la peste,puisse un seul instant trouver des difficultés à ne pas recher-« cher la cause principale de la dis-« parition de la peste, du sol européen dans un spstème de quarantaine régulier»

Pour quelques contrées aussi, ou pour quelques maisons, l'isolement s'est montré souvent efficace, et l'on peut dire, que, partout, où les mesures, susmentionnées ont été mises en usage, avec rigueur, la propagation de la maladie a été entravée. C'est ainsi, par exemple, que les dernières épdémies en Egypte, ont fourni plusieurs exemples, de ce que des sociétés bien sé

---

(1) S. Bulard, l. c. p. 23 et s. — comparez encore Griesinger, l. c. 2 de édition p. 299.

questrées, sont restées tout-à-fait exemptes du fléau, au milieu de la fureur de la peste.

On se fait, aujourd'hui, difficilement, une idée, avec quelle sévérité inconséquente, de telles séquestrations avaient été exécutées. Presque partout, la transgression des prescriptions, ordonnées, en temps de peste, étaient punies de la peine capitale, et l'on trouve souvent, dans les rapports, des exemples, que cette menace était mise en exécution, d'une manière très expéditive. La séquestration était presque absolue, de manière que tout commerce direct et indirect était interrompu.

Lorsque des cas de peste éclatèrent en 1815, dans le bourg de Noja de l'Italie inférieure, des troupes y furent tout de suite expédiées, qui devaient cerner ce bourg, par un cordon sanitaire. La petite ville a été entourée de deux fossés profonds, qui, ne correspondant qu'aux deux portes de la ville, avaient une sorte de pont lévi, qui servait au transport des victuailles de la ville, mais qui n'y permettait aucune autre communication. On ne permettait l'exportation de la ville que des lettres, qu'on avait soin de plonger, au préalable, dans du vinaigre. Des pièces de canons étaient braquées sur les portes de la ville. Les fossés étaient investis par des sentinelles, qui avaient l'ordre de tirer sur celui, qui s'approcherait, s'il ne s'arrêtait pas au 1er appel. Et en effet, un pestiféré, qui, en délire, s'est enfui, et a essayé de passer la ligne, a été frappé mortellement d'une balle. Excepté ce cordon rigoureux, deux autres en ont été postés, à grande distance. La plus grande austérité était exercée sur tous ceux, qui essayaient de transgresser la consigne. C'est ainsi qu'un habitant de Noja, qui avait jeté un jeu de cartes, a été jugé par un conseil de guerre, ainsi que le soldat, qui avait ramassé le jeu des cartes, condamné, et fusillé. — Dans le quartier de la ville, dans lequel, la peste avait d'abord éclaté avec plus de véhémence, 192 maisons ont été brûlées, ou démolies (J. J. A. Schönberg, Ueber die Pest zû Noja).Des rapports officiels et des observations de témoins occulaires. Nürenberg 1818. === A. Morea, Storia della peste di Noia. Napoli 1818.

De telles mesures ne sont explicables,dans un temps, dans lequel, le souvenir des ravages de la peste reste encore ineffaçable. Et dans ce cas spécial l'Italie inférieure et peut-être toute l'Europe, ont été, par ce rigorisme, préservées de la perte. Si, de notre temps, une partie seulement de cette énergie là eût été mise en usage, avec la quelle la peste avait été autrefois combattue, beaucoup de maladies qui assaillissent encore de notre temps de progrès, toute forme d'épidémies auraient été expulsées loin du sol de l'Europe. Mais aussi de telles mesures, il est vrai, ne sont possibles, que lorsque la calamité surpasse toute mesure imaginable.

La sesonde condition, qui était en vigueur, pour l'extirpation de la perte, consiste en *l'amélioration des mesures sanitaires*, aussi bien en Europe qu'à la partie de l'Orient, qui était au paravant le foyer principal de la peste, depuis que les réformes à toute épreuve, instituées par Mehmet Aali, ont fait éprouvar à beaucoup de mesures sanitaires, et notamment à la pratique des enterrements, une amélioration fondamentale.

Les expériences du passé ne seront pas perdues ; et si une irruption nouvelle de peste devait jamais menacer l'Europe, on saura y opposer au danger, qui en résulterait, ces mesures efficaces, qui ont été éprouvées, auparavant. Nous pouvons omettre la relation de l'histoire des quarantaines, et la critique des prescriptions, qui en sont maintenant encore en vigueur (1) : les points historiques généraux, qui devraient être considérées, pour les dispositions sanitaires, comme convenables, peuvent être dérivées de l'étiologie. Aussi, à peine aurait-on besoin de faire mention que, dans le manque de nos connaissances actuelles, sur la nature

---

(') Comparez en l'exposé détaillé de Collin.

(·) Dans le dictionnaire encyclopédique des sc. méd. 3me série, Tom. 1. 1873. Art. quarantaines. — J. J. Reinke, Kritik des quarantaine — Maassregeln für Scesh iffe. De Vierteljahrschsift für gerichtliche Medecin und ff entliches Saniaetswesen. N, F. Tom. XXI et XXI.

du virus pestilentiel, et du mode de son développement, des véhicules du contage et de
la manière de sa transmission etc, il serait,
en attendant à conseiller, d'en faire plutôt
beaucoup plus que peu, rélativement à teus
les points douteux, et d'en préférer la voie
sûre à l'incertaine. Dans tous les cas, la
quarantaine contre la peste est pour le mo-
ment superflue en Europe, et elle devrait
ètre de nouveau rétablie en Europe. lorsque
la peste éclaterait de nouveau dans les régions dans lesquelles il y a un commerce
direct entre les habitants.

Quand même la peste ne serait pas encore
modifiée, et que le danger d'un nouveau grand
développement n'en serait pas évanoui, nous
n'en pourrions pourtant peut-être avoir encore
l'espérancc, qu'elle ait déjà joué son rôle, comme une pandémie. Les expériences acquises
de notre temps, semblent démontrer que, lorsqu'on y aurait agi avec énergie, il ne serait
pas par trop difficile de faire bientôt limiter
la maladie, dans un cercle étroit, et de la
supprimer enfin complètement. (1) La morbidité et la mortalité paraissent devenir
excessives, là, où, comme au moyen âge et
aux premiers siècles du temps moderne : et

(·) Comparez Faulkmer, A crit case on the plague.
London 1820. (Peste à Malte 1813). — Czetsyrkin,
Die Pest in der russischen Armée zur zeit des Fürsten-
krieges im Jahre 1828 et 1829. Berlin, 1837.— L. A.
Grœsse, Relation de la peste, qui a régné en Grèce, en
1827 et 1828. Paris 1838.

comme de notre temps encore, en Orient, l'hygiène et notamment la propreté sont négligées d'une manière inconcevable, et où, les malades sont privés, non seulement de toute espèce de traitement, mais de tout soin. Mais que, dans de telles circonstances, d'autres maladies aussi, comme, par exemple, la dysenterie et le typhus exanthématique peuvent éclater de manière à faire rappeler les épidémies de peste, les plus meurtrietes. (1(Pour les pays civilisés, le danger d'épidémies de peste ravageantes semble être passé, certainement à condition que l'on ne se voue pas à l'insouciance.

Un moyon préventif pour chaque individu, qui ne peut s'en garantir tout-à-fait, n'est pas encore connu. Quelques observateurs (Diemerbroek et d'autres) croient s'en être préservés par la fumée du tabac ; on doit, d'après cette opinion, interposer une feuille de tabac, lorsqu'on veut tâter le pouls et toucher, d'une autre manière, le malade. Mais, alors tous les habitants presque de Constantinople, et la plupart des habitants de l'Europe même, où, maintenant, l'usage de fumer est devenu presque général, devraient en être préservés. Les fonticules, les

---

(1) Comparez G. A. Richter, Medicin'nische Gechichte der Belagerung unn Einnahme der Festung Torpan und Beschreibung der Epidemie, welche dasselbst in den Jahren 1813 und 1813 und 1814 herrschte. Berlin 1814.

cautères et d'autres dérivatifs.L'inunction du corps et surtout de la face et des mains avec l'huile ou un autre corps gras, semble avoir montré un certain degré de force préservative. Aussi, lorsque la peste régnait tous les ans à Constantinople, les marchands d'huile et de beurre en étaient moins décimés. Une propreté minutieuse, l'usage fréquent de l'eau, du savon etc, paraît être avantageux.

Des hardes, qui étaient suspects, comme par exemple, des litteries et le linge des malades, ont été souvent brûlés. Pour la désinfection de marchandises ordinaires, on mettait ordinairement en usage une forte ventilation, surtout au soleil. De même, des fumigations au souffre ont été déjà de bonne heure employées. La désinfection la plus sûre serait ebtenue par l'application d'une température élevée, qui a été aussi recommandée à plusieurs réprises.

Rélativement à chaque cas de maladie en partiaulier, le traitement ne peut être qu'un traitement expectatif et symptomatique. D'après les principes généraux, en prenant en considération de la circonstance, que la mort paraît s'en suivre, le plus souvent, par la paralysie du cœur, l'usage de forts analeptiques et notamment, des alcooliques, paraît être indiqué, ainsi qu'au stade de la fièvre ardente, un traitement antipyrique énergique, par exemple, par des doses fortes de quinine, ou, éventuellement, par

des bains froids. Des embrocations froides ont
paru souvent avantageuses ; en révanche, la
quinine, à des doses antipyrétiques, semble
n'avoir été jamais employée. Par rapport aux
bubons, l'excision complète, immédiatement
après le développement l'engorgement, a été
opérée et prônée ; plus tard. on les a traités
avec des cataplasmes et après la suppuration, on les a ouverts

ANNEXE

La mort noire.

Vers la moitié du XIVme siècle, tous les
pays de la terre connus alors, furent dévas-
tés par une épidémie, qui était plus meurtrière que toutes les épidémies antécédentes
et subséquentes : c'était « cette formidable
« épidémie de peste. qui, connue sous la
« dénomination de mort noire, a rempli une
« des plus sombres pages de l'histoire du
« genre humain, et dont le nom, vivant en-
« core maintenant dans la bouche du peuple
« saisit l'esprit d'effroi, et il renferme en soi
« le plus horrible de tout ce que l'humanité
« ait jamais vu en fait d'épidémies » (Hirsh).

La maladie étalait tous les caractères essentiels de la peste bobonique ordinaire ;
mais excepté cela, une affection pulmonaire
s'y ajoutait : dans la pluralité des cas, du
sang était expectoré, phénomène, qui dans la
peste proprement dite, doit être considéré,
comme très rare. De même, la mortalité était

autant que possible, plus grande que dans la peste ordinaire, et la mort s'en suivait s'en suivait plus rapidement, tout au plus, en 3 jours.

La plupart des auteurs sont enclins d'identifier la mort noire avec la peste bubonique, et de considérer l'affection pulmonaire concomittente, comme une complication fortuite. Au contraire, Hirsch a établi l'opinion qu'il s'y agissait bien d'une maladie très semblable à la peste orientale à bubons, mais pourtant spécifiquement différente de celle-ci Et il croit reconnaître dans la mort noire du XIVème siècle, la peste indienne où la Pali-pest maladie, qui régna depuis 1815 jusqu'à 1821, dans les provinces orientales de Kutch et de Guzerate, et depuis 1836 jusqu'à 1838 dans la ville de Pali, en se propageant de là plus loin, et qui semble exister dans les districts de Garwal et de Kumaon (sur les déclivités de l'Himelaya) comme une maladie endémique. En effet, l'accord, autant que les nouvelles permettent un jugement, est complet, et il est très probable que cette peste indienne, qui maintenant encore trangresse, de temps en temps, les limites de son domaine, est la même maladie, qui, à la moitié du XIVème siècle s'y est propagée sur une grande partie du genre humain. Du reste, il paraît ressortir des rapports, que ce grand train épidemique n'a pas subsisté d'une seule maladie, mais qu'ex-

cepté celle-là, il y avait la peste bobonique
ordinaire et peut-être d'autres maladies
coëxistantes, qui régnaient en partie simul-
tanément, ou qui ont levé leur tête, avant ou
après, sans avoir pu être bien distinguées
par les observateurs.

FIN

FIÈVRE JAUNE.

PREMIÈRE CONFERENCE

TENUE A L'HOPITAL DE KOULÉLI.

HISTOIRE ET ETIOLOGIE.

Nous ne possédons nullement des nouvelles sûres sur la première apparition de la fièvre jaune. Il est tout-à-fait improbable que les différentes communications de différents auteurs. qui prétendent que la première apparition de la maladie a eu lieu aux Antilles, depuis que les hommes ont pensé que la maladie observée était bien, en effet, la fièvre jaune. L'hypothèse que la maladie s'était développée après l'immigration des Européens sur les Iles orientales Indiennes, cette hypothèse, disons-nous, est plus probable ; du moins, elle s'accorde mieux avec des faits observés plus tard, et nous pouvons mieux considérer la fièvre jaune comme une maladie d'acclimatement tropical, que comme une maladie endémique originale, parmi les aborigènes, et d'admettre une altération complète subséquente du caractère de la ma'adie.

Le berceau de la fièvre jaune doit probablement être recherché aux Antilles ; du moins c'est dans ces îles que nous en avons eu, tout d'abord, des obvervations certaines. De là, la maladie s'est propagée de plus en plus, par l'augmentation, de jour en jour, du commerce des hommes avec les indigènes. Maintenant elle a déjà acquis un territoire étendu : elle règne, notamment, d'une manière indemne, sur toutes les îles des Indes, à Vénézuéla, à New Granada, et au Mexique,ensuite sur la côte septentrionale des Etats-Unis,en avant jusqu'à Charleton et sur la partie du nord du littoral ouest de l'Afrique. Dans ces régions, la maladie ne s'éteint jamais complétement ; des cas sporadiques y arrivent toujours, et de temps en temps, de grandes épidémies y éclosent. Mais en déhors du territoire sus-mentionné, aussi bien en Europe que sur la côte occidentale et orientale de l'Amérique, au nord et au sud des points sus-mentionnés, la maladie s'est déjà allumée en épidémie et, notamment, des épidémies de la fièvre jaune ont été observées entre le 43· de latitude Nord, et le 32° de latitude Sud sur le 43· Nord et le 33° de latitude Sud de l'hémisphère oriental. (1).

Sur les conditions qui sont nécessaires à la production d'une épidémie de fièvre

____

(1) Hirsch, Histor. geographische Pathologie I. p. 73. Cet auteur fixe à l'8° de latitude Sud, la limite méridio-

jaune ainsi que sur le caractère particulier
de la maladie,—conditions qui en décident
de sa production et de sa propagation, on a
institué beaucoup de recherches; l'on a
aussi beaucoup disputé là dessus. Toutes
les controverses y rélatives s'en résument
à deux questions : la fièvre jaune est-elle
une maladie contagieuse, oui ou non? Toutes
ces deux opinions ont été soutenues, et
pour chacune d'elles, des preuves, du moins
apparentes, ont été avancées.

Comme la décision de ces deux questions
n'est pas seulement d'un intérêt théorético-
scientifique, mais qu'il en a même un pratique, comme les mesures quarantenaires
et prophylactiques opposées à cette maladie, le riche matériel y rélatif doit être jugé
critiquement, pour s'approcher, autant que
possible, de la vérité décisive. C'est ce que
Hirsch (1) a fait d'une manière concluante,
dont les conclusions n'ont reçu jusqu'ici de
contradiction que d'un côté (Wucherer l.c.),
avec lesquelles l'on peut être parfaitement
d'accord.

Afin qu'une épidémie de fièvre jaune puisse

---

nale, sur l'hémisphère oriental. L'expédition de Homeyer,
a été forcée, à canse d'une épidémie de fièvre jaune très
meurtrière qui siégeait à Donde (10º de latitude S.) de
trouver un asyle dans l'intérieur de l'Afrique. (Nouvelles
par lettre du Dr. Boehr.)

(1) Sur le mode de propagation de la fièvre jaune.
Deutsche Vierteljahrschrift oeffentlitcher Gensundheits-
pflege. IBand. 3 Heft. 353-277.

éclater quelque part, une série de conditions doit être remplie, comme cela ressort d'une réunion comparative de l'histoire de chaque épidémie. Ces conditions se rapportent, en partie, aux circonstances qui entourent les hommes, en partie par rapport à leurs personnes.

Parmi les rapports extrinsèques, ce sont surtout le climat et les rapports territoriaux, qui doivent présenter des qualités déterminées.

La température annuelle moyenne doit, au moins, être de 22° à 25° C.; en conséquence, une température telle que celle des régions tropicales doit régner ; et c'est ce qui arrive spécialement aux Antilles. Que la température doive être, pendant longtemps, une température uniformément chaude, de 26° à 27° R., c'est ce qui est soutenu par Griesinger, tandis que les médecins des Indes Occidentales y opposent que c'est, au contraire, une baisse soudaine de la température, dans certaines limites certainement; ceci a été souvent observé par eux avant la manifestation de l'épidémie. Mais cette contradiction de ces médecins ne renverse point, pensons nous, l'assertion de Griesinger, qui a prétendu que la température annuelle moyenne doit être élevée, sans toutefois avoir nié la condition de la perturbation soudaine déterminante. Si,

____

(1) Infectionskrankheiten,

pendant l'existence d'une épidémie, la température tombe tout d'un coup considérablement, ou, si un navire, dans lequel, la maladie sévit, arrive dans les latitudes froides, l'on en observe une diminution, et si le froid s'y déclare, la cessation complète de l'épidémie en est la conséquence.

Les vents du Sud et d'Ouest la favorisent, tandis que les vents du Nord et d'Est la limitent.

Ce qui concerne les rapports territoriaux, c'est surtout remarquable, que la maladie se développe particulièrement dans les villes et surtout dans celles, qui ont du commerce avec des navires, qui y arrivent, que ce soit sur les côtes de mer ou les rives de grands fleuves. Dans de telles villes, ce sont presqu'exceptionnellement les quartiers des marins, c'est-à-dire ces quartiers, qui sont situés le plus près du port et dans lesquels, l'état hygiénique le plus insalubre règne ordinairement, qui soient, en premier lieu, atteints dans chaque nouvelle épidémie, et qui offrent le premier centre à chaque épidémie nouvelle. Mais que c'est plutôt la région de la ville que les habitants, qui en est coupable, c'est ce qui est prouvé par une observation faite à Barcelone, en 1821: Là, les opulents habitent dans les quartiers du port, les pauvres dans les rues, situées sur la hauteur; et pourtant la maladie éclata le plus meurtrière, dans les rues du Nord, qui sont placées le plus près du port. De petits hameaux et des villages, lorsqu'ils sont placés en terre ferme, loin du commerce maritime, ainsi que de grandes villes méditerranéennes, n'ont été qu'exceptionnellement, une fois, le siège d'une épidémie.

De même que la fièvre jaune pourrait être appelée une maladie des villes, à port de mer ou de fleuve, l'on pourrait aussi la désigner comme une maladie des plaines ; déjà les montagnes, un peu élevées, jouissent d'un certain dégré d'immunité, envers la maladie, quand même l'état barométrique, thermométrique et la nature du sol sont essentiellement différents de ceux des villes basses. On doit bien admettre avec Hirsch, que le manque du commerce avec des navires, rendu impossible dans les régions montueuses, mais lequel est pourtant possible, dans des plaines plates, qui sont traversées par des fleuves, peut en déterminer la propagation ; et c'est là ce qui en détermine la différence.

Dans beaucoup de cas, un certain dégré d'humidité du sol et une accumulation de corps animaux et végétaux, arrivés à un degré de pourriture, exercent une influence indéniable sur la production de la maladie. Mais cette influence n'agit pas seulement sur la terre ferme, d'une manière délétère, mais la malpropreté aussi à bord des na-

vires a exercé son influence nuisible. Dans
ces bâtiments, c'est surtout l'eau puante
de la cale qui, en humectant les détritus
de bois frais, qui se trouvent entre les parois des bords, qui, dans quelques cas, attaque le chargement (du sucre, du bois et du
charbon; aussi, c'est ce qui peut conserver le poison de la fièvre jaune, pendant
longtemps, en activité et même, en multiplier la production ; mais ces conditions du
navire ne sont jamais en état de la produire d'elles mêmes, si elle n'y existait déjà
pas d'avance, importée d'un foyer propre à la
produire : aussi, jamais la fièvre jaune, quand
même tout ce mauvais état du bord susmen-
tionné existerait d'une manière exagerée
même, il n'en a été observé à bord d'un navire, qui n'eût été mis en communication,
d'une manière quelconque, avec la terre, ou
avec un autre bâtiment, où la maladie régnait déjà.

Lorsque toutes ces susdites circonstances,
qui sont, d'après l'expérience, nécessaires
à la production de la fièvre jaune, ou qui,
du moins, en facilitent le développement,
existent réellement, les hommes pourtant
qui y vivent, ne sont pas également exposés au danger d'en contracter les atteintes.
Les uns sont aussi sûrs d'en rester indem-
nes, que les autres d'être atteints par la
maladie.

Ce différent rapport dépend de la race du

pays natal et de l'acclimatation. L'âge, le sexe, et d'autres maladies antécédentes, ne semblent pas y être d'une influence essentielle.

Ce qui se rapporte, tout d'abord, à la race, l'histoire de chaque. épidémie a confirmé que la race nègre en possède une immunité presque absolue. Il n'y a eu que les Nègres, qui avaient vécu longtemps dans la zône tempérée et qui n'étaient retournés dans les régions à fièvre jaune que peu de temps avant l'irruption de l'épidémie, qui ont perdu cette immunité, et qui ont été atteints par la maladie. Ensuite, là, où la fièvre jaune règne endémiquement, sur la côte occidentale, on a observé parmi les noirs aussi des épidémies meurtrières. Wucherer rapporte aussi (Deutsch, Archiv für klinische Medicin Bd. XII. p. 393) qu'en 1849 beaucoup de noirs furent attaqués par la maladie, en suite de la première nouvelle épidémie, qui y avait éclaté ; et notez bien que Bahia avait été ménagée de la fièvre jaune, pendant 200 ans presque; que, tandis que le plus grand nombre d'entre eux n'en furent atteints que légèrement, pourtant quelques uns en succombèrent.

Ceux, qui en courent le plus grand danger, ce sont les blancs. Entre les blancs et les noirs, ceux qui sont originaires des deux races en courent les plus grands dangers, et notamment ils sont d'au-

tant plus sujets à la maladie, que plus
de sang blanc coule dans leurs veines, que
leur peau est plus pâle. Mais les blancs
aussi montrent, par rapport à leur susceptibilité, une certaine différence : plus leur
patrie ou leur dernière résidence est éloi-
gnée au delà ou au deça de l'équateur de
la zône de la fièvre jaune proprement dite,
plus ils ont de la susceptibilité pour le
poison de la fièvre jaune. Mais cette susceptibilité se perd de plus en plus, d'autant
plus que ces blancs ont le plus vécu dans
la zône tropicale, en un mot, dans les régions, où la fièvre jaune est endémique, qu'ils
s'y sont acclimatés ; elle s'épuise presque
complétement, lorsqu'ils y ont assisté à
une épidémie, quand même ils n'en auraient
pas été atteints, et elle s'évanouit enfin ab-
solument, après en avoir été attaqués une
fois. Mais cette immunité absolue ne dure
de toute la vie qu'à moins qu'ils ne restent
toujours dans la région de la fièvre jaune ;
s'ils retournent, après un long séjour inter-
current dans des latitudes plus élevées, ou
dans la région dangereuse, alors ils se
rapprochent, relativement à leur susceptibilité pour la fièvre jaune, aux nouveaux
immigrants ; seulement, ils s'acclimatent de
nouveau, plus promptement que ceux-ci, et,
en effet, une seconde attaque de la maladie
appartient à la plus grande exception. Suivant les observations de Wucherer, faites à

Bahia, l'immunité, une fois acquise, est une immunité presque absolue, et elle n'est pas même diminuée par un séjour prolongé, dans un climat froid (l.c. p. 394). La même chose est soutenue par Ferry aussi.

L'on peut admettre que, par l'acclimatation, certains changements sont opérés dans les tissus, qui rendent la réception des germes de la fièvre jaune, difficile, et même impossible ; que l'essence de l'acclimatation dépend de ces changements textuels, une observation, faite par Uegewitsch, à Véra-Cruz, est très intéressante, sous ce rapport, c'est que les indigènes, ainsi que les immigrants, qui y ont vécu longtemps, et ceux qui ont déjà une fois subi la fièvre jaune, ne sont plus exposés aux morsures des mousquitos et d'autres insectes, dont les nouvellement arrivés ont tant à souffrir.

IIme CONFÉRENCE

Messieurs :

La fièvre jaune est, très probablement,
déterminée par un miasme animé que l'on
n'a pas encore réussi, jusqu'à présent, sans
doute, à démontrer microscopiquement, pour
l'éxistence duquel beaucoup de faits parlent
pourtant. Cet excitateur morbifique pro-
voque, aussitôt qu'il s'est introduit d'une
manière quelconque, dans l'organisme, le
processus morbide que nous avons l'habi-
tude d'appeler " fièvre jaune." Mais ce miasme n'est point réproduit dans l'organisme
affecté : il ne s'y multiplie pas, et il n'est
pas transmissible de l'homme, devenu malade à un autre, bien portant ; en conséquence, la fièvre jaune n'est pas, dans
ce sens, une maladie contagieuse. Les
incitateurs morbifiques retiennent pourtant
leur nature vénimeuse pendant longtemps.
C'est ainsi que le Dr. Shakespear Allen
(comparez Petenkofer l. c. p. 377), raconte
qu'une dame qui, ayant ouvert, au mois de
novembre de 1855, quelques caisses pour
en retirer les choses qui y étaient conte-

nues, lesquelles caisses contenaient des étoffes de laine et de coton, avec des litteries et du linge, qui étaient hermétiquement empaquetés, pendant une épidémie de fièvre jaune, qui sévit en 1884 à Franklin, fut infectée de la maladie et elle succomba, tandis qu'aucun autre cas de maladie semblable n'a été observé, en ce temps-là, dans cette ville.

Ce médecin communique plusieurs cas encore, qui prouvent à l'évidence que le véhicule du poison de la fièvre jaune, transporté avec des effets à de grandes distances, en conserve l'action pendant longtemps.

Il est, dans certaines circonstances et sous certaines conditions, très résistant, et il peut, porté dans certaines rélations extérieures, provoquer de nouveau, loin du lieu de son développement, une autre épidémie ; par conséquent, la fièvre jaune est une épidémie entraînable.

Pettenkofer communique (l.c.p. 376 et 377) de nouveaux rapports officiels, adressés aux autorités sanitaires en Amérique, d'après lesquels, les opinions des médecins de ce pays-là, sur la contagiosité personnelle de la fièvre jaune, alternaient entre une croyance cemplète et une incrédulité absolue; qu'ils admettent maintenant plutôt l'existence d'un poison local, et qu'ils s'adonnent à l'espérance qu'on réussira, un jour, à l'isoler chimiquement ou microscopiquement, pour

pouvoir agir avec une exactitude scientifique à sa destruction.

On a prétendu, de différents côtés, que
le poison de la fièvre jaune est identique
avec le miasme de la malaria, et maintenant encore, l'on entend souvent, aux Indes
des Occidentales, sonner cette identité des
deux matières infectantes. L'inégalité de
l'action n'en doit dépendre que de l'individu
infecté. Mais cette opinion, outre qu'elle
doit être refutée par heaucoup d'autres
raisons, elle l'est par celle, que la malaria
ne se développe surtout que dans des régions campagnardes et marécageuses, tandis
que la fièvre jaune hante les villes.

Les parties des villes, dans lésquelles, la
maladie fait irruption ordinairement, sont,
surtout, favorables au développement des
miasmes. Les détritus des navires, qui sont
rejetés sur les plages et les détritus des
maisons qui, très souvent, par suite du manque de la police des voiries et de l'indiffé-
rence des habitants, restent, pendant longtemps, sur les places publiques qui, deux
fois par jour, pénétrés de l'eau de mer par
le flux, le reflux et ensuite pendant le reflux, exposés à l'influence des rayons du
soleil tropical, subissent facilement une dé-
composition putride et ils donnent certainement un sol très fertile au développement
des organismes minimes, que nous admet-
tons comme les producteurs de la fièvre

jaune. Mais ces organismes doivent avoir, par rapport à leur action, toute une autre nature et se différencier considérablement d'autres véhicules miasmatiques et notamment de cette différence qui en est déterminée, très probablement, par les conditions des ports et du climat tropical.

Si les véhicules du poison de la fièvre jaune possédaient la faculté de se multiplier dans l'organisme, qui en a été atteint primitivement, le fait de se propager, plus loin, resterait inexplicable, comme quoi, des districts territeriaux, situés le plus près de la ville saisie, n'aient pas à subir une propagation épidémique de la maladie, aussitôt que des malades atteints de la fièvre jaune y seraient arrivés. Ceci pourtant n'arrive pas, l'expérience le démontre, ou, du moins, s'il arrive, il n'arrive que très rarement. La maladie n'avance pas par des voies non interrompues de l'endroit de sa prcduction, mais sa production se fait par sauts et par bonds; on observe toujours une épidémie là, où les conditions sus-mentionnées existent. Excepté cela, il y a beaucoup de rapports que, malgré les alentours, les plus proches et les plus directs du commerce immédiat et de la prédisposition, la plus prononcée, on n'en a pas été infecté.

Ce ne sont pas les grandes voies de communication terrestre, mais bien les voies aquatiques, si l'on peut dire ainsi; c'est le commerce des navires, par lequel la maladie es} transportée Par celui-ci, l'homme ne peutpas être considéré comme un reproducteur, mais seulement comme un porteur, comme un médiateur de la matière de l'infection, quand même il ne serait pas, lui-même, malade de la même manière qu'un navire. L'eau de sa cale, sa cargaison, et le navire lui-même, peuvent agir. Si le poison de la fièvre jaune est transporté de cette manière dans un autre port, où, les conditions climatériques et territoriales, que nous avons plus d'une fois mentionnées, sont remplies, la maladie peut s'y reproduire et elle peut s'agrandir en une épidémie nouvelle, en suite de la première, naturellement, de manière que des hommes susceptibles d'infecter, s'y trouvent en nombre suffisant. De la même manière aussi, la maladie peut se communiquer dans la haute mer, d'un navire infecté à un navire, non infecté, dans un port, et une épidémie, éclater, comme précisément, les rapports insalubres multiples, qui y sont observés et l'encombrement de l'équipage, sont des conditions particulièrement favorables pour faire propager la maladie. Ainsi, l'épidémie peut, en prenant son point de départ d'un navire, d'un port, où le siège secondaire de l'épidémie existe, se propager, par entraînement, au loin.

De plus, l'histoire de chaque épidémie démontre que la maladie est, dans son apparition, liée à certaines saisons, et notamment ce sont les mois de juillet, d'août et de septembre, pendant lesquels les épidémies ont été le plus souvent observées.

La Roche Yellew fever, vol. II. p. 269) donne l'espèce du concours des rapports temporaux des épidémies dans l'Amérique du Nord. D'après lui-même, les épidémies commencèrent à Philadelphie, le 7 mai, à New-Orléans, le 13 mai, depuis 1817 jusqu'à 1853, à New-York, 3 fois, à Boston, 2 fois; à Philadelphie, en août, 3 fois; à Providence, 2 fois, à New-Orléans, 9 fois et à Mobile, 3 fois.

Mais il paraît aussi que certains rapports terrestres sont, dans ces cas, importants, dans lesquels les épidémies éclatent; c'est ainsi que les 5 épidémies qui furent observées dans les années 1795-1833, à S. Thomas, arrivèrent toutes, entre octobre et février. En général, d'après les expériences des médecins des Indes Occidentales, ce sont les mois chauds, dans les régions humides, à l'embouchure des grands fleuves, les plus riches en épidémies Pour éclaircir cette coïncidence, la circonstance que les fleuves avaient dépassé leur lits, ordinairement peu de temps avant l'épidémie, que beaucoup de substances végétales et animales y avaient été jetées à terre, qu'elles étaient restées sur la rive, lorsque l'eau du fleuve était revenue ; alors, sous l'action des rayons du soleil tropical ardant, elle le décomposait facilement, et de cette manière elles devenaient aptes à engendrer les miasmes spécifiques.

Sur les îles rocheuses et dans les villes d'un littoral ainsi constitué, la saison la plus chaude passe pour la plus salubre ; les épidémies y sont le plus fréquemment observées aux mois les plus frais, depuis octobre jusqu'au février, pendant lesquels, le dégré de température tombe au dessous du 20° c. Ce fait se laisse expliquer plus difficilement, à moins que l'on ne veuille toutefois admettre, qu'une accumulation suffisante de conditions qui prédisposent à la production des germes de la fièvre jaune, est provopuée par le commerce activé des navires, qui arrivent surtout après la saison de la récolte, et cette saison tombe entre les mois de décembre et de mai.

Peut-être bien, dans ces mois-là, les causes occasionnelles s'offrent aussi plus nombreuses. Telles sont, l'humectation de la peau par la pluie et la rosée, tout excès en Bacchus et en Venus et toutes sortes d'indigestion.

Le Dr Barton relève, dans une composition statistique des cas de mort, pendant une épidémie. que des *enfan s de la tempérance*, très peu—29 seulement, de 2427 membres moururent dans une mortalité générale de 5,653 individus, dans un espace de temps de deux ans.

De même, certaines professions prédisposent, d'une manière décidée, à la fièvre jaune, tandis que d'autres procurent un certain degré, quand même il serait minime, d'immunité. A la première catégorie appartiennent les cuisiniers, les boulangers, les fabricants de sucre, les serruriers et les charrons; en peu de mots, tous les ouvriers qui ont beaucoup à faire avec le feu. En revanche, les fabricants de cuir, les tanneurs, les savoniers, les fondeurs de bougies, les bouchers et les balayeurs des rues, en un mot, tous ceux qui, toujours dans leur métier, sont obligés de respirer un air mauvais et insalubre, sont moins disposés à être attaqués par cette maladie. (1)

MARCHE DE LA MALADIE. (2)

D'après la marche, différents auteurs ont admis différentes sortes de la maladie. C'est ainsi que La Roche (3) en distingue la forme inflammatoire et la forme congestive, il subdivise de nouveau chacune en différentes subdivisions: la forme inflammatoire en est,

______

(1) La Roche: Yellow fever etc., vol II p. 84.

(2) Dans la suite, nous en donnons la description de la marche d'après les observations faites par M. le Professeur Haenisch, aux Indes Orientales, comme il les a publiées m Deutsch. Archiv fur klin. Medecin XI. p. 290) et complétées par les travaux d'autres auteurs, et où il en fait suivre quelques histoires de la maladie observée par lui-même.

(3). L. c. vol. I. p. 136.

ou intense, modérée, ou éphémère; la forme congestive en est ou adynamique ou apoplectique etc.,

Alvarenza (1) en distingue, d'après la marche de la maladie, trois formes différentes : une forme, tout-à-fait légère, une autre, entièrement grave, et une troisième, qui tient le milieu entre les deux autres.

Mais de telles divisions ne manquent pas d'avoir toujours quelque chose d'arbitraire, et elle ne peuvent pas être strictement distinguées ; excepté cela, elles n'ont rien d'utile pour la pratique. Ce qui est certain c'est, que, comme dans chaque autre maladie infectieuse, dans la fièvre jaune aussi, il y en a des formes légères et des formes graves. Mais ces formes-là doivent aussi un peu induire en l'admission erronée que l'on a devant soi différents processus morbides; ee ne sont que de différentes gradations de la même maladie. Nous y reviendrons, lorsque nous nous occuperont de la description de la marche de la maladie.

La marche de cette maladie est exposée par la plupart des auteurs, d'une manière assez concordante; il paraît même que cette maladie ne suive pas une marche essentielment différente, qu'elle existe au Nord et au Sud de l'Équateur ou au delà de l'Océan, en en suivant la même marche.

La durée du stade de l'incubation oscille

____

(1). l. c. p. 120.

entre douze heures et plusieurs mois. (La Roche, l. c. vol. I. p. 511). Une telle incubation prolongée est, pourtant, très rarement observée; le plus souvent ce serait, tout au plus, 2 jusqu'à 3 jours qui pourraient s'écouler depuis la reception du poison jusqu'à la manifestation des premiers phénomènes morbides.

Quelquefois, ils précèdent les derniers phénomènes prodromaux, et il consistent en lassitude générale, céphalalgie, dédolation des articulations et manque d'appetit. De tels cas arrivent à chaque épidémie, dans la dernière épidémie de Lisbonne de 1857, beacoup d'affections semblent avoir commencé de cette manière. (1) Mais il n'est pas possible d'en diagnostiquer le mal menaçant, si l'on ne prend pas en considération le génie de l'épidémie, parce qu'il ne se distinguent, d'aucune manière, des prodromes d'autres maladies aigues.

Avec un sentiment de bien-être, le plus parfait, à la promenade, au travail ou pendant le sommeil, les hommes sont assaillis par des frissons légers, alternant avec de la chaleur, ou même le plus souvent, par une horripilation violente. En même temps, ils se sentent très malades; ils sont complétement privés de courage, et ils se jettent agités sur leurs lits; la face est fortement injectée, la conjontive, très rouge, les yeux

—————————————————
(1) Comparez Alvarenga, l. c. p. 99.

ont un éclat particulier et un regard vul-
tueux. Des maux de tête violents, souvent
unilatéraux, ainsi que des douleurs des articulations manquent rarement. La température est remarquablement augmentée, et
elle est, après le commencement de la maladie dejà, de 29   La respiraiion est trés
imperceptîble et accélérée; Déjà le soir
du premier jour, ou le second jour, ou le
troisième, on s'aperçoit d'une odeur sui-
generis nausèabonde, chez quelques patients, qui attaque le nez de l'observéteur,
aussitôt que l'on ouvre les couvertures. Le
Dr. Stone prétend avoir remarqué à Wood-
ville, en 1843, cette odeur quelquefois, déjà
quinze jours avant l'irruption de la maladie (La Roche, I. d. 230). Ce symptôme recèle
un très mauvais pronostic.

La langue (1) est épaisse, blanchâtre. souvent recouverte d'un enduit jaunâtre ; elle
est rouge, à ses bords, et pourvue des impressions des dents, La muqueuse du palais mou et du palais dur est le siège d'une
vive rougeur, qu'un fort œdème de ces par-

---

(1) Dans l'ouvrage de Paris et de. Malet: observations
sur la fièvre jaune, faites à Cadix en 1819, l'on trouve 8
langues peintes d'après nature, qui représentent les différences de l'état de cet organe pendant la marche de la
maladie. Là même, voit-on aussi le buste d'un jeune es-
pagnol, d'abord en état d'exubérante santé, puis, après la
manifestation de la maladie, et troisièmement, au stade
de la rémission, et enfin, immédiatement avant le terme
mortel, les dernièses images coloriées semblent, en effet,
avoir été copiées d'après nature.

ties suit bientôt; les apophyses des gencives même gonflent beaucoup, entre les dents et elles saignent souvent. L'épigastre est extrêmement sensible à la pression et sans elle; tous les aliments introduits dans l'estomac sont immédiatement rejetés. Les selles sont ordinairement retenues; plus rarement, il y a de la diarrhée.

La percussion et l'auscultation de la région du cœur ne dénotent aucune altération.

La région rénale est le siège de vives douleurs. L'urine est rare, très concentrée, et elle montre déjà souvent, dès le commencement de la maladie, des traces d'albumine. Dans quelques cas, dès le commencement, une plus ou moins complète suppression de l'urine persiste.

Tous ces symptômes augmentent pendant les deux ou trois jours prochains. Le degré de température atteint le maximum — $30,5_0$, le second jour.

C'est là la température la plus élevée, observée par Haenisch; La Roche la donne (l.c. vol. I. p. 206) à $104\text{-}110^0 = 40\text{-}43,2^0$. C.; d'autres en prétendent avoir observé de plus élevées

L'acmé est très courte, et elle ne manifeste que des rémissions insignifiantes, avec des exacerbations de même, qui n'atteignent plus la hauteur maximum.

La silérotique et la peau font voir quelquefois, au troisième jour déjà, souvent plus tard, une coloration ictérique; l'urine offre, manifestement, la réaction du pigment de la bile; les fèces conservent leur couleur bilieuse; du moins, une coloration argileuse n'en a été observée qu'exceptionnellement, et elle peut alors être considérée comme un phénomène fortuit.

Des hémorrhagies fréquentes du nez, et, dans des cas rares, celles de l'estomac aussi, surviennent; la gastrorrhagie manque, dans les attaques légères; souvent, elle n'arrive que dans un stade subséquent. Dans tous les cas, les hémorragies dénotent, lorsqu'elles existent, une maladie très grave, et elles présagent mal; ordinairement, les malades qui en sont affectés, meurent tous, sans exception.

Alvarenza n'a, dans tous les cas constatés, dans l'épidémie de Lisbone, parmi 178 cas d'individus atteints du vomissement noir, que 30 guérisons.

IIIme CONFÉRENCE

—

Messieurs :

Le *second stade*, qui commence ordinairement le 3me jour, est reconnu par une diminution considérable de tous les symtômes.

La température tombe très rapidement, de manière que, dans douze heures, le degré de la température normale peut être ratrapée. Dans la plupart des cas cependant, surtout dans les cas graves, l'intermission n'est point complête; la température reste de quelques dizièmes au dessus de 30°. il n'y a pas, par conséquent, une intermission complète, il n'y a qu'une rémission notable. Les douleurs pénibles de la tête et des membres diminuent ; l'état subjectifdu malade s'amende ; il pense, il n'y a que la grande sensibilité de l'estomac et le vomissement qui ne passent pas ordinairement. Si jusqu'alors, il n'y avait pas d'albuminurie, elle est presquetoujours observée à ce stade.

Ce stade de rémission dure depuis quelques heures jusqu'à deux jours ; rarement, il dure plus longtemps. Quelquefois l'amélioration dans ce stade, n'est pas seulement apparente, mais elle est réelle, et la transition directe du deuxième stade au *troisième*, s'en suit: dans ce stade, un épuisement de tous les symptômes remplace l'amélioration trompeuse.

La température s'élève de nouveau rapidement, quand même cette élévation ne serait pas si rapide, qu'à l'irruption de la maladie, et elle en atteint, deux jours après, une élévation de 40°., pour se rétablir de nouveau, par une ligne abrupte, au dégré normal, qui n'est plus abandonné.

Le sensorium est presque toujours libre, mais une apathie morne s'empare du malade, et celà fait une impression effrayante, lorsque ces malades, ayant une face défaite et étant tout-à-fait abattus, s'expriment tout-à-fait, sans s'en soucier, sur leur état. Dans de cas rares, l'on observe chez eux, des délires furieux qui les font s'élancer en dehors de leurs lits et qu'ils ne trouvent nulle part du repos.

Le pouls devient bientôt accéléré et il est toujours petit et filiferme.

L'ictère devient alors très intence, en sorte que la peau en prend la couleur de l'acajou. A côté de cette jaunisse bien exprimée, le symptôme caractéristique de ce stade, qui ce sont les hémorrhagies multiples, se forme. Changeant, par rapport à la quantité du sang émis, elle peuvent avoir

un siège différent : c'est surtout la muqueuse nasale et celle de tout le trajet intestinal, qui en sont assaillies ; ensuite, les
téguments externes, plus rarement, le méat
auditif externe, les organes respiratoires et
les parties génitales.

On a déjà, dans le temps, voulu concentrer
l'essence de la maladie au vomissement
provoqué par l'hémorragie stomacale, et
maintenant encore on entend, dans les régions tropicales, appeler cette maladie, par
ce symtôme « Black vomit ». Les recherches
pour trouver, dans les masses vomies, quelque chose de particulier, ont été vaines ; par
le microscope, ce ne sont que les corpuscules du sang, des cellules épithétéales,
des globules de graisse, des fibres musculaires et des restes d'aliments, la sarcine de
l'estomac et différents crystaux, qui y sont
découverts. Ce n'est que Hassal de South-
ampton, qui prétende y avoir découvert une
végétation microscopique, ignorée jusqu'a-
lors. (1).

Un autre symtôme aussi vénimeux que le
vomissement noir, qui est observé, dans ce
stade, c'est la suppression de l'urine, qui ré-
duit le malade à un état plein de tourments.

Dans quelques épidémies ce sont des pa-
rotides avec tendance à suppurer, ainsi que
des furoncles multiples ont été observés.

La mort surprend ordinairement pendant

____

(1) Griesinger, Infectionskrankheiten, p. 89

ce stade. Presque toujours, les malades tombent, aux dernières heures, dans un sopor profond dont ils ne se relèvent plus, ou, dans des cas rares, ils s'effacent avec des délires violents, tout d'un coup expirant dans leur lit. Des contractions spasmodiques du diaphragme et des tresaillements fibrillaires des muscles sont observés peu de temps avant la mort. La température est ordinairement, immédiatement avant la mort, baissée jusqu'à 38°.

Mais ce troisième stade ne finît pas toujours par la guérison, quoique rarement elle puisse encore être obtenue. Alors la température tombe, comme il a été dit plus haut, dans une courbe abrupte, jusqu'au degré normal ; une diminution et une disparition de tous les phénomènes dangereux et pénibles peuvent avoir lieu.

La convalescence est toujours très prolongée ; ordinairement, plusieurs semaines se passent jusqu'à ce que les patients arrivent jusqu'au recouvrement de leurs forces. C'est surtout la sensibilité de l'estomac pour tous les aliments indigestes, qui dure le plus longtemps.

Dans le plus grand nombre des cas de fièvre jaune bien prononcée, il n'y a que les symptômes susmentionnés, qui manquent, quand même ils ne seraient pas observés dans le même degré d'intensité et de série phénoménale.

A côté des cas bien prononcés, que nous venons de décrire, des formes tout-à fait légères de fièvre jaune avortée, arrivent, dans quelques épidémies, peut-être dans toutes, que l'on ne pourrait désigner d'une manière certaine, qu'en prenant en considération l'épidémie dominante. (1) Les patients tombent malades de même, tout d'un coup, avec du rigor; mais l'augmentation de la température n'en est que modérée, ainsi que les douleurs. Des nausées y existens toujours, mais jamais il n'y a du vomissement sanguinolent. L'ictère, ou il manque tout-à-fait, ou il n'est pas du moins si intense; quelquefois, il n'apparaît qu'après que tous les symptômes s'en fussent effacés. Une seconde exacerbation de fièvre n'arrive jamais. La convalescence dure ici très longtemps.

HISTOIRES DE MALADIES

RECUEILLIES PAR M. LE PROFESSEUR HAENISCH.

Les cas suivants ont été observés à bord le navire *Arcona* de S. M., lequel ayant laissé le 21 mars 1870 le port de Port au Prince, à Hayti, avait fait voiles vers le golfe de Mexico et de Vénézuela. Tous les deux se rapportent a des hommes qui, nés

dans l'Allemagne du Nord, avaient auparavant, séjourné dans les régions tropicales.

I. Le matelot Schacht, un homme vigou-
reux, âgé de 21 ans, blond, n'a jamais été
malade d'une manière sérieuse. Arrivé à
Hayti, il est souvent descendu à terre; il
avait déjà, le soir du 29 mars, diné avec appetit et il alla se coucher en très bon état de
santé. A minuit, il se réveilla tout d'un
coup, dans son hamac, avec un frisson vio-
lent et de la dyspnée. Le jour suivant, dans
la matinée, sa face était fortement injectée,
la conjonctive du bulbe très rouge. Le patient se sentant très las, se plaignait de douleurs articulaires. La langue était couverte
d'un enduit épais ,poisseux ; l'inappétence
persistait; il avait une soif inextinguible, et
il sentait de l'angoisse dans la poitrine; depuis deux jours, le patient était constipé.

L'examen du cœur et des poumons ne ré-
véla rien d'anormal.

Température : 8 h. av. m. 12 h. 6 h. ap. m.
39,1   39,2 39,4
Le pouls accéléré, plein 106-120 à la m. Ord. Diète.
Rp. Hydrarg. chlorat. Mit. 0.25
Sacc albi   0.3.
M. f. pulv. Dent, tal dos IV. S. toutes les h. 1 dose.

23 Mars.—Dans la nuit deux selles pul-
cées, la langue, rouge aux bords avec
des impressions des dents. Les gencives
œdœmatiées, légèrement saignantes. De la
sensibilité à l'épigastre, très tourmentante.

Température : 8 h. av. m 12 h. 6 h. ap. m.
40 3   40,2. 40.5.

24 Mars.—Le patient est extrêmement irrité et agité. Tout ce qu'il s'ingère est immédiatement vomi ; un léger ictère se fait
remarquer. L'urine récèle par les réactifs,
de l'albumine et du piguement biliaire

Températnre: 8 h av. m. 12 h. 6 h. ap. m.
40 0   39.8   39.2
Ponls 108-112.

25 Mars.—L'ictère augmente ; 6-8 éva-
cuations alvines s'en suivent.

Température 8 h. av. m. 12 h. 6 h. ap.m.
38,3   37,5   37.0

26 Mars.—La grande agitation a cédé à
une apathie complète; la sensibilité de la
région stomacale continue. Le vomissement
et la diarrhée diminuent.

Température: 8 h. av. m. 12 h. 6 h. ap. m.
38,5   38,7   39,2

27 Mars —Après une nuit assez tranquille,
le patient se sent beaucoup mieux, malgré
la persistance de la fièvre. La soif est encore très forte. Le vomissement et la diarrhée cessent tout-à-fait ; la sensibilité de
l'estomac s'efface aussi.

Température: 8 h. av. m. 12 h. 6 h. ap m.
40,1   33,7. 39,3.

28 Mars.—Pendant un sommeil réficient
dans la nuit, des sueurs profuses se sont ma-
nifestées; le degré de temperature est tom-
bé. Le patient se sent très fatigué et saisi,
mais du reste comme nouvellement venu au
monde. La langue se purifie, l'appetit re-
vient.

Température: 8 h. av. m.   6 h. ap. m.
                37,5   37,2
Ponls 80-84.

29 Mars.—Des selles liquides fréquentes ; une grande inquiétude et de l'angoisse ; inappetenee complète avec grande soif; la langue couverte d'un enduit épais avec des bords rouges. Dans la nuit, de l'épistaxe et de l'hématémèse en masses ; des délires violents. Une odeur particulière sphaceleuse.

Température: 8 h. av. m. 12 h. 6 h ap.m·
              38,1   39,3   40,1

30 Mars.—Le matin, chute de la température et amélioration des symptômes subjectifs. Alhuminerie, et dans l'urine du piguement biliaire.

Température: 8 h. av. m. 12 h. 6 h. ap.m.
              37,7   37.8   9,1

31 Mars.—Ictère intense; suppression des urines; vomissement sanguinolent répété. Le patient est couché très indifférent dans son hamac; il soupire de temps en temps et il gémit. Vers le soir, il tombe dans un coma profond, dont il ne se réveille plus. La mort s'en suit avec du singultus.

ANATHOMIE PATHOLOGIQUE. (1).

La raideur cadavérique arrive déjà de bonne heure, et elle est très prononcée. Une émaciation considérable et le dépérissement de la musculature n'y sont pas ordinairement constatés. 1)

La couleur de la peau varie du jaune clair, à l'orange foncé, et couleur d'acajou; les muqueuses aussi sont teintes en jaune. Dans une série de cas, il y a, sur les téguments externes, excepté l'altération de couleur, différents autres changements et, notamment, des pétéchies, de grandes échymoses, des exanthèmes vésiculeux et pustuleux (Jackson), des inflammations scarlatineuses et érysipélateuses (Rush), la milliaire, (Barton) des furoncles, des charbons(Aréjula et d'autres)destruction gangréneuse,(Deveze).

Le cerveau et ses méninges, ainsi que la moëlle épinière, ne dévoilent, ordinairement, aucune altération notable. Bally et Cartwright prétendent avoir trouvé presque dans tous les cas où ils ont pu faire une nécropsie, l'inflammation de l'arachnoïde, dans la région lombaire et sacrée, avec un exsudat séreux et abondant. De même Cartwright en cite une altération spécifique, qu'il affirme avoir toujours constatée dans les ganglions du plexus cœliaque et hépatique, et laquelle consiste en une inflammation intense du neurilème. Mais c'est là une altération qui arrive dans maintes autres maladies, tandis que dans beaucoup de cas de fièvre jaune elle manque, et ainsi on ne peut

(1) Comme M. le professeur Haenisch n'en a fait aucune section, il donne, suivant d'autres, les altérations anatomiques: La Roche, l.c. vol I. p.383 Alvaaeng', .lc.

guère la considérer comme spécifique.

Les altérations les plus importantes et les plus constantes sont observées, dans les organes abdominaux. La muqueuse de l'estomac et de l'intestin grêle, ainsi que celle de l'œsophage, est, presque toujours, sans exception, dans un état de catarrhe aigu; les vaisseaux en particulier, surtout les veines, sont fortement injectées, manifestement turgescents, et ramifiés, en guise d'un arbre. Souvent, on trouve au cul-de-sac de l'estomac, des érosions hémorrhagiques, rarement, des ulcères. Tout le trajet intestinal contient une plus ou moins grande quantité de sang noir, épais, ou fluide, souvent, du sang poisseux. Les glandes lymphatiques ne dévoilent pas des altérations constantes.

Le foie n'offre, dans ses rapports de volume, que des oscillations insignifiantes: quelquefois il est tant soit peu augmenté de volume, tantôt il est d'un volume normal, tantôt il est rapetissé dans un moindre degré. La couleur en est variée, entre le jaune clair, la couleur de nankin, du beurre et de la paille, café au lait ou orange clair. La coloration jaune est ou uniforme, ou elle montre, le plus souvent, un aspect bigarré, tigré. Les cellules hépatiques sont très pâles, un peu granulées; le noyau en est couvert; elles sont gorgées de gouttes graisseuses abondantes, qui sont si grandes, qu'une seule en remplit la moitié presque d'une cellule. La forme des cellules du foie n'est pas altérée. Tout l'organe en rappelle beaucoup la dégénérescence graisseuse, comme on la rencontre si souvent chez les buveurs (Leidy) (1).

La vésicule biliaire est tantôt plus grande, tantôt plus petite que la normale ; elle contient une différente quantité de bile d'un jaune foncé, jusqu'au poisseux; la muqueuse de la vésicule biliaire offre souvent une forte injection des vaisseaux, quelquefois des échymoses ponctuées. Le conduit cystique aussi bien que l'hépatique, ont été trouvés, presque toujours, libres et vides.

La rate n'est que peu ou point augmentée de volume ; la couleur en est foncée, la consistance, molle; quelquefois, le parenchyme en est un peu friable.

Des reins, l'on dit presque généralement, qu'ils sont tuméfiés, avec la dégénérescence graisseuse partielle. Dans le parenchyme, l'on a constaté souvent de petits abcès. Dans le bassinet des reins, on a trouvé des échymoses et le catarrhe, ainsi que dans la muqueuse de la vessie urinaire.

Dans les ovaires et l'utérus, l'on a trouvé toujours du sang coagulé ou fluide; ce sang ne pouvait pas être rapporté à la menstruation (Hayne).

---

(1) D'après la description de quelques auteurs, l'on pourrait douter que ce ne fut plutôt l'infiltration, que la dégénérescence graisseuse; en attendant, la plupart en penche à en admettre plutôt la dégénérescence.

IVme CONFÉRENCE

<hr>

Messieurs :

Si l'on prend en considération le cours de la fièvre, la marche tumultueuse, les hémorrhagies multiples et les altérations anatomiques, l'on ne pourrait ne pas comprendre la maladie, comme dépendant d'un empoisonnement spécifique du sang. Et notamment, l'hypothèse que, par la transmigration des véhicules du poison de la fièvre jaune dans la circulation, des altérations toutes spéciales du sang—une destruction des corpuscules rouges du sang, est déterminée, a beacoup de probabilité en elle, quoique la preuve, strictement établie, n'en ait pas encore été donnée par le microscope. De cette manière, la plupart des symptômes en peuvent être expliqués.

L'étiologie de l'ictère serait alors celle-ci: la dissolution d'une partie des corpuscules rouges du sang, et une trasformation du pigment rouge en pigment de la bile, en seraient opérées, dans le courant circulatoire; par conséquent, l'ictère devrait être compris, comme dépendant de l'hématogènèse pervertie. Un ictère d'engouement, qui avait été, le plus souvent, admis jusqu'ici, doit être exclu, parce que les fèces ne perdent pas de leur couleur bilieuse, et qu'aucun acide bilieux n'a été découvert dans le sang, lequel pourtant aurait dû s'y transporter avec le pigment. Que le conduit cholédoque ait toujours été trouvé perméable *post mort m*, ceci ne saurait militer en faveur de l'existence d'un ictère d'engouement, parce que ce conduit peut facilement être obstrué, pendant la vie, par un engorgement catarrhal de la muqueuse du duodénum, auquel sa position anatomique le prédispose, ce qui, naturellement, ne pourrait pas être prouvé après la mort. Mais il serait surprenant que le catarrhe duodénal provoquât toujours l'ictère, dans la fièvre jaune, tandis que cette affection fait son cours, si fréquemment, sans aucune conséquence pareille.

Lorsque le sang a été, comme nous l'avons admis, décomposé en grande partie, il perd, ceci se comprend facilement, la faculté de nourrir et de régénérer les tissus du corps, d'une manière normale. Il en résulte une grande friabilité des parois vasculaires, comme nous l'observons, dans une infinité de maladies, dans lesquelles le sang a subi des altérations qualificatives. Cet état-là mène à des hémorrhagies, dans les différentes parties du corps.

Dans toutes les maladies fébriles, nous observons la fréquence de la respiration, et ce phénomène s'explique, dans ces maladies-là comme dans la fièvre jaune, en partie, par l'élévation du degré de température du sang, par laquelle, la fréquence du pouls augmente, en conséquence de laquelle le sang est poussé plus fréquemment à travers les poumons, et par là, le besoin respiratoire est activé, et, en même temps, le centre respiratoire, qui siège dans la moëlle allongée est irrité, et il donne une plus grande impulsion aux respirations fréquentes ; en partie, la transition des corpuscules du sang agit également : le corps doit, pendant la maladie, être nourri par un sang de mauvaise qualité, pauvre en oxygène; pour rendre cela possible, le sang doit prendre plus souvent de l'oxygène, dans les poumons, et en rendre l'acide carbonique. La conséquence en est l'augmentation du mouvement circulatoire et de la respiration.

Le cours de la fièvre est extrêmement particulier : d'abord c'est un paroxysme, qui dure trois ou quatre jours, ensuite, une rémission d'un jour se fait remarquer ; elle est considérable, et de nouveau encore, un paroxysme arrive d'une durée plus courte et d'une intensité moindre que le premier. Ceci ne peut être effectué que par la particularité du miasme de la fièvre jaune ;

Wunderlich (1) a, par une grande série d'observations, constaté, presque dans toutes les maladies pyrétiques, un rapport particulier de la chaleur individuelle, comme, par exemple, dans la fièvre typhoïde, le typhus exanthématique et le typhus récurrent, la variole, la rougeole, la scarlatine, etc. Dans tous ces cas, la cause des rapports typiques de la chaleur individuelle, doit être recherchée dans une action spécifique de la matière d'infection spécifique. Dans le typhus récurrent, Obermeyer a déjà réussi à découvrir, dans le sang, des spirilles, pendant les paroxysmes.

Les troubles nerveux, le délire et la c r phalalgie, doivent êtr rapportés à l'intoxi ,-cation urémique, à la nutrition pervertie du cerveau et à l'hypérémie des méninges. Les douleurs sacrées violentea-s sont dérivées pa Bally, de l'inflammation exsudative de l'arachnoïde lombaire, laquelle, d'après lui, n'y manque jamais.

La durée longue de la convalescence trouve facilement son explication dans la dégénérescence graisseuse de tant d'organes internes, de l'affaiblissement de tout l'organisme, et dans la perte considérable de l'albumine. On peut bien penser, qu'il faudrait bien de semaines pour que tant de

____

(1) Les rapports de la chaleur individuelle dans les maladies. Leipsig 1870.

troubles considérables en puissent être ré-parés.

DIAGNOSTIC. (1).

Lorsqu'on examine la région d'où cette maladie tire son origine et dont elle s'en propage, lorsqu'on prend en considération la race et la nationalité des patients, ainsi que la marche, signe caractéristique de l'affection, alors on est mis en état de l'expliquer convenablement. Mais il y a mille autres procès morbides qui ont une certaine ressemblance avec la maladie dont nous nous occupons : c'est pourquoi, elles peuvent donner sujet à des méprises.

En premier lieu, se sont les formes graves de la malaria, qui doivent être prises en considération. Les différences principa les doivent être recherchées dans l'étiologie, la différente force de résistence de l'individu et de l'entraînement du miasme, dans la circonstance que le processus morbide de la malaria se localise principalement dans la rate, tandis que la fièvre jaune ne détermine pas précisément des altérations remarquables, dans cet organe, dans les rapports typiques de la chaleur individuelle, et enfin, si l'on veut en juger ex *juvantibus*, dans l'action éclatante de la quinine, dans les affections malariaques, tandis que ce médicament n'est pas tellement efficace contre la fièvre jaune.

(1)La Roche, l.c. vol.I. pag. 564.— Griesinger, l.c. p.99. Haenisch, Dentsches Archiv. fur klin. Medicin. XI p.300

De plus, le typhus récurrent et le typhoïde bilieux peuvent exposer à des erreurs
diagnostiques. Mais, dans ce cas aussi, il
sera toujours possible d'en trouver la juste
distinction, en faisant attention à l'étiologie,
au manque ou à l'existence de quelques
symtômes, et à la marche particulière de la
fièvre ; avant tout, il faut remarquer que,
dans la fièvre jaune, il n'y a jamais l'engorgement de la rate, tandis que, dans les deux
autres maladies, une tumeur splénique considérable se développe, et le volume de foie
augmente aussi.

En conséquence, quand même, sous des
rapports habituels, le diagnostic de la fièvre
jaune n'offre pas des difficultés particulières,
nous devons pourtant faire mention ici,
qu'il peut se présenter des cas, dans lesquels
le médecin n'est pas en état de se pro-
noncer tout de suite, d'une manière décidée, sur le caractère de la maladie : lorsque,
par exemple, un navire s'était trouvé dans
les régions tropicales, dans lesquelles, la
fièvre jaune domine,—qu'il ait communiqué
avec un port infecté, ou qu'il ait communiqué avec un autre navire, qui a été infecté
là, en passant par ces régions—ou, s'il se
rend dans une autre région où la fièvre jaune
ne domine pas épidémiquement; si, alors, des
patients se trouvent parmi l'équipage, ou les
passagers malades, qui sont fortemeut icté-
riques, qui souffrent d'hémorrhagies, chez-

lesquels, un accès soudain de fièvre avai
éclaté, ou chez lesquels, des phènomènes[t]
anémiques s'étaient développés, et si ces patients avaient souffert, auparavant, de fièvres
intermittentes, dont le symptôme caractéristique différe - l'engorgement de la rate—est
resté, il serait, en effet, à peine possible d'en
établir là,tout de suite un diagnostic certain,
de décider si c'est la fièvre jaune ou bien le typhoïde bilieux, qui se présente à l'observation. Ce n'est alors que la marche ultérieure
de la maladie qui puisse, dans des cas pa-
reils, en assurer le diagnostic. (1).

PRONOSTIC.

Comme il en a été fait plus haut mention,
le danger de l'affection est très différent,
suivant la race, la nationalité et le dernier

---

(1) C'est surtout à Smyrne, à Ismidt (Nicomédie) ville li-
mitrophe de Constantinople, en Asie,à Constantinople même, rarement à l'île très salubre d'ailleuersde Prinkipo,
dans la Propontide du côté oriental de son bord, vis-à-vis
de la Bithynie, que l'on peut observer quelquefois, en été,
lorsque les vents N.E. y règnent, (les vents étésiens)
une forme de fièvre pernicieuse, que l'on appelle ici
typhus ictérode, qui pourrait en imposer pour la fièvre
jaune. moins la contagion, la marche de la maladie et
les effets du traitement antipériodique, par la quinine,
administrée à temps, à haute dose.
Cette forme de maladie paludéennes s'observe bien
plus souvent à Smyrne qu'à Constantinople.
Ce qui est très remarquable, c'est que le typhus ictérode, lorsqu'on l'observe à Prinkipo, c'est uniquement
dans les maisons situées sur la côte orientale, battue
par les vents, qui viennent des marais d'Ismidt, lorsqu'ils
soufflent.

plus prolongé séjour de certains individus, dans des lieux à fièvre jaune. De même, l'on observe aussi chez les individus, moins prédisposés, si, pourtant, ils tombent malades, ordinairement une marche plus légère de la maladie.

Dans tous les cas, la fièvre jaune appartient au genre des maladies, les plus ravageantes, quand même la mortalité serait, dans les différentes épidémies, très différente. C'est ainsi que des épidémies de fièvre jaune ont été observées, dans lesquelles il n'y avait que 15 0/0 de décés et d'autres, dans lesquelles 75 0/0 en mouraient. (1) Mais la mortalité n'est pas seulement différente dans les différentes épidémies, elle change aussi, dans les différentes périodes de chacune d'elles.

L'occupation des individus, comme il a été déjà dit, et la position de l'habitation en déterminent aussi des différences essentielles dans la mortalité; c'est pourquoi, celles-là aussi doivent être prises en considéraration dans le pronostic.

Dans toutes les épidémies presque, il est constaté que bien plus d'hommes que de femmes et des enfants en meurent.

A Lisbonne, 4,043 hommes malades et 1,118 femmes moururent de la fièvre jaune; en 1857, 3,003 de ces malades étaient âgés de 20-30 ans, et de ceux-ci 893 en

---

(1) La Roche, l. c. p. 513 et Griesinger, l.c. p. 99. § 139.

moururent. (Alvarenza, l.c. pag. X et XI).

Ceci cependant devrait avoir sa raison d'être, moins dans la différence d'âge et de sexe, qu'en ce que les hommes, par leur vocation, par exemple les marins, les soldats, devaient s'exposer plus souvent au danger d'être saisis par la maladie, que les femmes et les enfants qui restent à la maison.

Parmi chaque symptôme en particulier, c'est surtout le vomissement noir qui est de mauvais augure. Louis a remarqué à Gibraltar, que ce ne fut que dans un seul cas à terminaison mortelle, que ce symptôme eût manqué, tandis que, d'un autre côté, il a été constaté, qu'il n'y en eu que très peu, qui, tout en ayant présenté ce symptôme, eussent guéri.

Alvarenza observa pourtant dans l'épidémie de Lisbonne de 1857, parmi 178 eas, où le vomissement noir avait été constaté, 40 guérisons. Cependant cette expérience reste assez isolée.

Bally en fait dépendre le pronostic d'après le degré de l'albuminurie, au second stade de la maladie—au premier stade, il ne l'a jamais observée.—Si la quantité de l'albumine diminue dans l'urine, alors le malade avance vers la guérison ; si elle y augmente, l'issue léthale y est à craindre; si l'albumine y manque tout-à-fait, la convalescence arrive tout de suite.

Alvarenza aussi considère la plus   ou

moins grande quantité de la teneur de l'albumine dans l'urine, importante pour le pronostic, mais seulement au troisième stade.
Cette mesure ne pourrait jamais être considérée comme certaine.

TRAITEMENT.

Les mesures prophylactiques, qui servent
de moyens préventifs contre la fièvre jaune
doivent, d'un côté, être mises en exécution
par le Gouvernement, et, d'un autre côté,
chaque individu aussi peut, s'il est du reste
en état de le faire, se garantir des atteintes
de la maladie, en suivant certaines règles
hygiéniques.

Les ordonnances officielles de l'Etat
doivent s'étendre sur la mise en œuvre d'une
police sévère, sur les rues et dans le port, là,
où la maladie est endémique, et elles doivent
agir dans d'autres régions, par des mesures
quarantainaires appropriées, pour prévenir
l'importation du poison. Ce n'est guère possible d'empêcher, par des mesures quarantenaires, avec certitude et sûreté, l'importation du poison de la fièvre jaune. Pour
que celà puisse être obtenu, il faudrait que,
pour tous les ports de mer, existassent les
mêmes lois convenables, et même, dans ce
cas, une communication clandestine pourrait s'effectuer entre un navire infecté et la
terre ferme, par une partie de la côte, non

contrôlée, abstraction faite de la possibilité
que le poison pourrait très facilement être
importé d'une ville de port, infectée, par les
effets d'hommes infectés,et des marchandises
de même, transportées par chemin de fer.
Ce serait pourtant toujours une exception,
et nous ne pouvons douter qu'en effet une
prophylaxie considérable ne pût être acquise
par des sages lois quarantenaires.

Il ne saurait être de notre plan, de
donner ici un projet de lois quarantainaires internationales, contre la fièvre jaune.
Mais qu'il nous soit permis d'en toucher
ici, en passant, quelques points essentiels.

Dans les régions où les circonstances
plus d'une fois exposées n'existent pas, ou,
du moins, ils n'y existent que dans certains
saisons, là, une quarantaine n'est pas nécessaire, où, au moins, elle ne l'est que pour
certains temps déterminés.

Chaque navire qui a communiqué avec
un port ou un autre navire infecté, doit
être soumis à la quarantaine, quand même
aucun cas de maladie n'a été observé,
dans ce dernier, après une navigation de
plusieurs semaines. C'est-à-dire, l'équipage
peut ne pas avoir de réceptivité pour la
fièvre jaune et rester, en conséquence, sain,
et pourtant le poison morbide peut conserver sa capacité virulente, dans les ha-
bits, les effets, le chargement, et l'eau de
sentine. L'on doit profiter de la quaran-

taine pour récurer de fond en comble le bâtiment lui-même dans toutes ses parties, ainsi que pour en désinfecter le chargement. De quelle manière cette désinfection doit être exécutée le plus efficacement, ce n'est pas encore décidé, peut-être par des aspersions d'acide carbolique et des fumigations carboliques. L'eau de la cale doit être pompée et y introduire en même temps de l'eau pure, aussi longtemps que l'eau pompée devient tout-à-fait inodore et claire. On peut bien permettre aux passagers et à l'équipage, d'aller à terre, après avoir été soumis à une désinfection fondamentale, par des vapeurs carboliques ; et notamment, l'on peut permettre tout de suite la communication avec la terre, lorsqu'aucun cas de maladie et de mort n'a eu lieu, pendant deux ou trois semaines de voyage par mer; en revanche, une séquestration sévère de 15 jours sera nécessaire là, où, dans le dernier temps, il y a eu des maladies, parce qu'un temps de 15 jours d'incubation est souvent observé dans la fièvre jaune.

Si, à l'arrivée du navire dans le port, il y a des malades à bord, il est prescrit, non seulement par l'humanité, mais aussi par l'utilité pratique de les faire, tout de suite, héberger dans des lazarets de terre particuliers, après les avoir bien désinfectés. Comme la maladie n'est pas contagieuse en elle-même, le danger d'une propagation ultérieure de la fièvre jaune n'est pas à craindre.

Or, la quarantaine doit durer, dans les cas favorables, peu de jours, qui sont nécessaires pour faire désinfecter le navire; dans les cas défavorables, elle doit durer deux jusqu'à trois semaines, comme le temps de l'incubation peut durer aussi longtemps.

Les personnes qui se trouvent à l'endroit de l'épidémie, peuvent l'éviter, en s'évadant plus loin, par terre, ou sur les montagnes voisines, nuitamment. Dans certains cas, l'abandon dêjà des quartiers, particulièrement menacés, et l'échange de ces quartiers contre d'autres salubres de la ville, peuvent suffire pour se garantir de la maladie.

Mais, si l'on est forcé de rester dans le cercle de l'épidémie, l'on doit éviter, avec soin, tout ce que nous avons appris à connaître, comme cause occasionnelle; l'on ne doît pas, par exemple s'adonner à une grande peur. L'efficacité de médicaments prophylactiques est bien douteuse, quand même, sous ce rapport, la quinine est pronée par Cummius et le mercure par Walker, à Jamaïca.

Ce dernier prophylactique est arrivé à la renommée par un hasard particulier. A l'occasion de la conquête du fort Omoa, la fièvre jaune éclata parmi les troupes de terre aussi bien que sur la flotte, et elle en décima très fortement l'équipage. Un des vaisseaux pris avait été, par un coup de canon, tellement atteint, que le mercure dont il était chargé s'écoula de ses récipients.. Les matelots qui, furent commandés de récueillir la charge avariée, le firent en ne se servant pour cela que de leur mains, et tous ceux, qui s'en étaient occupés, restèrent, pendant leur séjour dans la régions sus-mentionnée, tout-à-fait sains et saufs, quoiqu'ils fussent entourés de maladie et de mort. (La Roche, l.c. vol. II. p. 762).

Contre la maladie prononcée, les moyens, les plus varies ont été essayés, et en partie, recommandés. L'on faisait des saignées, l'on faisait vomir et purger, l'on administrait le mercure jusqu'à la salivation, sans qu'une de ces méthodes de traitement ait été trouvée effectivement efficace.

Nous pouvons, dans tous les cas, espérer qu'une fois, un remède pourrait être trouvé, qui s'oppose réellement, d'une manière efficace, contre la fièvre jaune, comme par example, c'est le cas pour la quinine, contre le miasme de la malaria. Mais jusqu'à ce que nous apprenions à connaître ce spécifique, nous sommes appelés à faire usage du traitement symptomatique. Mais ce traitement ne doit être employé à tort et à travers, nous devons, dans chaque cas, diriger notre attention à l'individualité.

Au commencement du traitement, l'on donne l'huile de ricin ou le calomel, à doses purgatives, pour remédier à la constipation initiale. Si les douleurs sacrées sont très violentes, l'on peut appliquer, à cette région des ventouses sèches ou un vésicatoire.

Contre le malaise et le vomissement, on peut prescrire, le mieux, des pilules de glace et de la morphine à l'intérieur, et mieux encore, injecter ce dernier, subitanément à la région épigastrique.

Si l'on est forcé d'agir contre la fièvre, l'on ne saurait que faire usage de la quinine; et notamment, ce serait le mieux, d'employer ce médicament, par la méthode sous-cutanée, en injections, parce que, administré par la bouche,ce remède,vu la grande irritabilité de l'estomac, pourrait être rendu.

Si, par hasard, l'hématémése est copieuse l'on peut essayer des médicaments astringents, et de la glace à l'intérieur, ainsi que des épithémes de glace sur la région stomacale, quoique tous ces moyens ne laissent beaucoup à espérer, pour un bon effet.

Comme toute la maladie qui suit une marche très rapide, l'on doit, en réglant le régime du malade, faire attention, pour conserver les forces du malade, autant que possible, jusqu'à la fin du processus. L'exécution, toutefois, de ce conseil, est rendue bien dificile

Il paraît très rationnel de faire l'essai de faire paralyser l'action délétère des germes de la fièvre jaune ou du moins de la faire diminuer, par la transfusion du sang, après avoir pratiqué une saignée.

Aussitôt que l'estomac peut de nouveau accepter des aliments et des boissons, l'on doit tenter d'améliorer la crase du sang, par une diète légère et nourissante, par le vin généreux, la quinine et des préparations ferrugineuses, et enlever aussi les autres altératious morbides.

FIN.

Vme CONFÉRENCE

PRONOSTIC.

Messieurs :

Comme nous l'avons dit plus haut, le danger de la maladie est très différent, suivant la race, la nationalité, et le dernier plus ou moins long séjour des individus, dans des pays tropicaux, où la fièvre jaune règne. De même, l'on observe aussi, chez les hommes moins prédisposés, lorsqu'ils en sont affectés, une marche moins grave, ordinairement.

Dans tous les cas, la fièvre jaune appartient aux maladies les plus ravageantes, quand même la mortalité serait différente, dans les différentes épidémies ; c'est ainsi que des épidémies de fièvre jaune ont été observées dans lesquelles il n'y avait que 15 0|0 de décédés et d'autres, où 75 0|0 en mouraient. (1) Mais la mortalité n'en est pas seulement différente, dans les différentes épidémies, elle change même dans les différentes périodes de chaque épidémie.

Aussi, l'occupation, comme nous en avons parlé, offre des différences essentielles, dans la mortalité ; par conséquent, l'occupation

(1) La Roche, l. c. vol, s. page 513 et Griesinger, l. c. p. 99. § 139.

de chaque individu doit être prise en considération.

Presque, dans toutes les épidémies, il a été constaté que, considérablement, plus d'hommes que de femmes et d'enfants en sont atteints et en meurent.

C'est ainsi qu'à Lisbonne, en 1857, sur 5,161 malades, qui avaient été traités dans les lazarets, de la fièvre jaune, 4,043 étaient des individus du sexe masculin et 1,118 du sexe féminin, 3,003 de ces malades, moururent, à l'âge de 10 à 30 ans, et de ceux-ci, 893 en moururent. (Alvarenga, l.c. p. X et XI).

Ceci pourtant pourrait dépendre moins de l'âge et du sexe que de ce que les hommes, par leur vocation, par exemple comme les matelots, les soldats, doivent s'exposer, beaucoup plus fréquemment, au danger d'en être affectés, que les femmes et les enfants.

Parmi tous les symptômes, c'est surtout le vomissement noir, qui est surtout de mauvais augure. Louis a remarqué à Gibraltar, que ce vomissement n'a manqué que dans un cas, à terminaison mortelle, tandis que, d'un autre côté, il a été constaté que très-peu de ceux qui, en ayant été atteint, guérissaient.

Alvarenga a, il est vrai, observé, dans l'épidémie de Lisbonne de 1857, parmi 178 cas, avec vomissement noir, 48 guérisons. Cependant, cette expérience en reste assez isolée.

Bailly dirige le pronostic, suivant le dé-gré de l'albumine, au second stade de la maladie—au premier, il ne l'a jamais ob-servée.—Si la quantité de l'albumine di-minue, le malade avance vers la guérison; si elle angmente, l'issue léthale en est à craindre; si elle manque tout-à-fait, alors la convalescence s'établit directement. De même Alvarenga tient la plus ou moins grande quantité de l'albumine, dans l'urine, très importante pour le pronostic, mais, seulement, au troisième stade. Cependant, ce symptôme nc peut pas être considéré, comme concluant.

TRAITEMENT.

Les mésures prophylactiqnes qui servent à garantir de la fièvre jaune, doivent être prises par l'Etat; mais d'un autre côté, chaque individu peut, s'il est du reste en état de le faire, se protéger lui-même de la maladie, en suivant certaines prescriptions.

Les ordonnances officielles doivent s'é-tendre par une police sanitaire rigoureuse, dans les maisons, les rues, et les ports, là oú, la maladie est endémique, et elles doivent, dans d'autres régions, prévenir l'importa-tion du poison, par l'observation de mcsures quarantenaires. Ce n'est pas certainement possible d'empêcher, avec certitude, le transport du poison de la fièvre jaune, pa

des quarantaines, même les plus rigou-
reuses. A cet effet, les mêmes lois convenables devraient exister dans tous les ports,
et dans ce cas même, la communication
entre un navire infecté et la terre, pourrait avoir lieu par des barques, dans des
criques et des plages, non gardés, sans aucun contrôle, abstraction faite de la possibilité que le poison en est transporté d'une
ville infectée, par des marchandises, ou par
des effets des hommes transmis par voie de
chemin de fer. Ceci en serait pourtant toujours une exception, et nous ne pouvons
douter qu'en effet, par des lois quarantainaires bien entendues, une protection considérable ne puisse en résulter,

Il n'entre point ici dans notre plan, de
donner un projet d'une loi de quarantaine
internationale : nous ne voulons qu'en
toucher quelques points.

Dans des régions où, des rapports faits à
plusieurs reprises, n'existent pas, ou du
moins, ils n'existent que dans certaines
saisons, là, aucune espèce de quarantaine,
ou du moins, il n'y a que pour des époques
déterminées, qu'on devrait en établir
une.

La quarantaine doit être imposée à tout
navire, qui aurait communiqué avec un
autre, infecté, quand même aucun cas de
maladie n'y aurait été survenu, dans un

voyage par mer de plusieurs semaines. Il se peut, notamment, que l'équipage n'ait eu aucune receptivité pour la fièvre jaune et alors rester sain, et pourtant, le poison de la maladie pourrait être éonservé dans les vêtements, les hardes, la cargaison, l'eau de la soute, et produire sa faculté d'infection. La quarantaine doit être utilisée, pour faire bien nettoyer le navire, dans toutes ses parties, ainsi qu'en faire désinfecter le chargement complétement. De quelle manière la désinfection doit ètre opérée, ceci n'est pas encore prouvé, peut-être, par des aspersions à l'acide carbolique, ou par des fumigations carboliques. L'eau de la cale doit être pompée, et il faut, en même temps, y conduire de l'eau pure, aussi longtemps, jusqu'à ce que l'eau qui en est enlevée par la pompe, soit devenue tout-à-fait sans odeur et claire. L'on pourrait permettre aux passagers et à l'équipage d'aller à terre, après avoir été, aussitöt qu'ils touchent la terre, soumis à une désinfection fondamentale, par des vapeurs carboliques; et notamment, l'on peut permettre la communication avec les habitants tout de suite, si aucune mort n'a eu lieu, pendant les dernières deux ou trois semaines de la navigation : au contraire, une quarantaine rigoureuse de quinze jours est exigible, si, dans les derniers temps, des maladies étaient arrivées à bord, parce que la durée d'incubation de quinze jours a été observée, dans la fièvre jaune le plus souvent.

Si, à l'arrivée d'un navire dans un port, il y a des malades à bord, alors l'on doit, après les avoir convenablement désinfectés, les conduire au lazaret. Comme la maladie n'est pas en elle-même, contagieuse, le danger d'une propagation de la fièvre jaune ne peut en être déterminé.

En conséquence, la quarantaine ne doit durer, dans les cas les plus favorables, que peu de jours, suffisants pour faire désinfecter le bâtiment, et dans les cas les moins favorables, pendant 2 ou 3 semaines, parce que le temps de l'incubation n'exige pas plus longtemps.

Les hommes, qui se trouvent à l'endroit où une épidémie sévit, peuvent s'en garantir, en cherchant, à temps, un asyle à la campagne, ou sur des montagnes voisines, s'il y en a. Dans certains cas, l'abandon seul des quartiers, les plus dangereux et le changement de ces quartiers, contre d'autres quartiers, plus salubres, suffisent déjà.

Mais si l'on est obligé de vivre dans la sphère de l'épidémie, l'on doit éviter tous ce que nous avons appris à connaître, comme cause occasionnelle, sans s'en laisser dominer par une grande peur. L'efficacité des médicaments prophylactiques est donteuse, quand même la quinine est prônée par

Cummins, et le mercure par Walker, à Jamaïca, comme tel.

Le mercure est parvenu à la vogue par un hasard particulier: à l'occasion de la conquête du fort Amoa, la fièvre jaune fit irruption parmi les troupes de terre aussi bien que dans la flotte. Un des vaisseaux conquis avait été tellement endommagé, que le mercure, dont il était chargé, s'était écoulé de ses récipients. Les matelots, qui avaient été commandés de repêcher le chargement précieux, le firent, en se servant de leurs mains nûes, et tous ceux qui s'en étaient occupés, pendant leur séjour dans cette région contaminée, restèrent tout-à-fait exempts de la maladie, tout en étant entourés de la maladie et de la mort. (La Roche l,c. val. II. p. 762.)

Les remèdes les plus variés ont été essayés, et, en partie, recommandés, comme spécifiques, contre la maladie déclarée. On a prescrit des saignées on a fait vomir et purger, on a donné le mercure jusqu'à la salivation, sans, qu'en effet, une de ces méthodes de traitement se soit montrée efficace.

Nous pouvons, il est vrai, espérer de trouver un jour un remède qui rende la fièvre jaune inoffensive, comme, par example, s'est montrée la quinine contre le miasme de la malaria. Mais jusqu'à ce que nous apprenions à connaître ce spécifique, nous devons nous résigner à un traitement symtomatique. Mais ce mode de traîtement ne doit être mis en usage à tort et à travers, c'est surtout l'individualité qui doit être prise en considération.

Au commencement du traitement, l'ondoit prescrire l'huile de ricin, ou le calomel à hautes doses purgatives, pour remédier à la constipation, qui existe ordinairement, au commencement. Si les douleurs sacrées sont violentes, l'on doit faire appliquer des ventouses sèches, ou un vésicatoire, sur la région dolente.

Contre le malaise et le vomissement, l'on doit faire avaler des pilules de glace, et prescrire la morphine à l'intérieur, ou mieux, la faire injecter par la méthode hypodermique, dans la région épigastrique. Cette méthode a été trouvée par le professeur Haenish, très efficace.

Si l'on est porté à agir contre le mouvement fébrile, alors on aura recours, le mieux, à la quinine ; et notamment, on doit conseiller de l'employer par injection—par la méthode sous-cutannée – comme si elle est importée par la bouche, elle peut facilement être rejetée par le vomissement, vu la grande irritabilité de cet organe.

S'il y a une hémorrhagie stomacale considérable par la bouche, on pourrait essayer des remèdes astringents, et de la glace à l'intérieur, faire appliquer des épithèmes de glace sur la région de l'estomac, quand même il n'y en aurait pas assez de chance de succès.

Comme la marche de la maladie est très rapide, l'on doit faire attention à la régularisation de la diète et relever, autant que possible, jusqu'à la fin de la maladie, les forces du malade. L'exécution de ce conseil est rendue très difficile, il est vrai, par les nausées insupportables, presque continuelles, dont est molesté le patient.

Il paraît très rationnel à M. le professeur Haenisch, de tenter l'essai, si l'on est en état de neutraliser, ou, de moins, d'apaiser l'action délétère des germes de la fièvre jaune.

Aussitôt que l'estomac est mis en état de recevoir des aliments et des boissons, l'on doit tâcher d'en amender les altérations morbides, et d'améliorer la crase du sang, par un régime réconfortant léger, par le vin généreux, la quinine, et les préparations ferrugineuses, et enlever aussi les altérations morbides.

FIN.

www.ingramcontent.com/pod-product-compliance
Ingram Content Group UK Ltd.
Pitfield, Milton Keynes, MK11 3LW, UK
UKHW020919120726
13693UKWH00003B/1070